AF532858

ro
ro
ro

Maxi Gstettenbauer, 1988 in Straubing geboren, ist Stand-up-Comedian, Moderator und Podcaster. Mit seinem mittlerweile fünften Soloprogramm «Gute Zeit» tourt der mehrfach ausgezeichnete Comedian quer durch Deutschland, Österreich und die Schweiz.

Zudem hostet Maxi als Moderator die Formate «Standup 3000» und «Roast Battle» auf Comedy Central und ist in allen relevanten Comedy-Formaten als regelmäßiger Gast zu sehen. Seit 2021 ist Maxi jeden Dienstag zusammen mit Alain Frei im Podcast «Gut abgehangen» zu hören.

Maxi Gstettenbauer

MEINE DEPRESSION IST DEINE DEPRESSION

Ein Buch gegen das Alleinsein

Rowohlt Taschenbuch Verlag

2. Auflage Dezember 2022

Originalausgabe
Veröffentlicht im Rowohlt Taschenbuch Verlag,
Hamburg, Dezember 2022

Covergestaltung zero-media.net, München
Coverabbildung Marvin Ruppert
Satz aus der Mercury Text G2 bei Dörlemann Satz, Lemförde
Druck und Bindung CPI books GmbH, Leck, Germany
ISBN 978-3-499-01054-5

Die Rowohlt Verlage haben sich zu einer nachhaltigen Buchproduktion verpflichtet. Gemeinsam mit unseren Partnern und Lieferanten setzen wir uns für eine klimaneutrale Buchproduktion ein, die den Erwerb von Klimazertifikaten zur Kompensation des CO_2-Ausstoßes einschließt.
www.klimaneutralerverlag.de

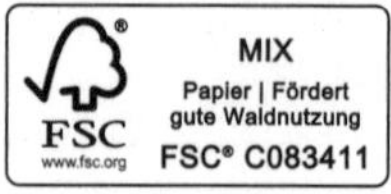

INHALT

VORWORT
VON TORSTEN STRÄTER

Guten Tag, Torsten Sträter hier.
Herzlich willkommen zum Vorwort.
Wollen wir uns direkt der Kernfrage, dem großen Fragezeichen, dem Elefanten im Raum zuwenden? Ja?

Ich zähle an...

1, 2, 3:

VERSUCHT HIER EINER, DAS TRENDTHEMA DEPRESSIONEN ZU MELKEN?

Gute Frage, oder?

Es gibt im Prinzip eine mehrteilige Antwort. Man kann sogar sagen: Wenn die Antwort eine Serie wäre, hätte sie vier Staffeln. Denn: Jedes wie auch immer geartete Buch, das auf Gottes blauer Kugel in die gewienerten Regale unserer geliebten Buchläden gewuchtet wird, melkt irgendein Trendthema. In der Belletristik sind das gerne Regionalkrimis mit Namen wie PANHAS PASO DOBLE oder so, dann allerhand Dystopien für Jugendliche, damit die sich schon mal gepflegt auf die nächsten fuffzig Jahre Realität einnorden können, und Sexromane mit Vampir-Drachenwesen-Arzt-Fliesenleger-Mindset-Flachwichser-Bad-Boys.

Und Thriller aus Skandinavien, immer schön abseitig mit rausgepulten Augen im Dachstuhl und mit Plastilin dekorierten Leichen, Hauptsache, düster und da vorne ist ein Fjord. Stark vereinfacht gesagt.

Im Sachbuch-Segment geht's in letzter Zeit viel um Geld. Passives Einkommen generieren, ohne vorher an aktivem vorbeigekommen zu sein, das Denken der Gewinner – die immer so aussehen, dass man sofort denkt: HALT MAL ABSTAND, DU VOGEL!, Kryptohandel für Dummies, oder kurz Kryptohandel, und überhaupt alles zur Optimierung unserer Leben, wobei mein Favorit das Buch ist, das empfiehlt, täglich um 4 Uhr 30 aufzustehen, weil man dann mehr geschafft kriegt, bevor man vermutlich um 13 Uhr mit dem Schädel in den Döner kracht und wegpennt. Tipp von mir: Verschieben Sie diese 4-Uhr-30-Routinen (Meditation, Fitness, DER ALTE MANN UND DAS MEER lesen) auf den Abend. Dann müssen Sie nicht so früh raus.

Zusätzlich gibt es noch eine Trend-App (die angeblich auch Elon Musk nutzt, statt sich um die Spaltmaße seiner Autos zu kümmern), die für Leute mit wenig Zeit die «Kernaussagen» von Sachbüchern zusammenfasst und präsentiert. Das ist das Schlimmste. Da schreibst du ein elend langes Sachbuch, um interessierten Menschen ein Thema in der gebotenen Tiefe nahezubringen, und dann kommt so eine App daher, zerpflückt ungefragt dein Buch, bezahlt auch nix, damit sich sehr schlau vorkommende Leute sich einreden können, sie hätten eine literarische Abkürzung genommen.

Vermutlich machen sie das als Nächstes mit Belletristik.

Dann lautet die Kernaussage von John-Grisham-Romanen: «Ist 'ne Riesen-Firma, aber dann haben wir die Schweine drangekriegt.»

Was wollte ich sagen?

VERSUCHT HIER EINER, DAS TRENDTHEMA DEPRESSIONEN ZU MELKEN?

Zuerst einmal muss ich sagen, wie sehr ich mich darüber freue, wenn Menschen ein Buch über etwas so eminent Wichtiges wie Depressionen schreiben. Und ich freue mich, wenn das ein Trend ist. Denn Trends werden eines Tages zu einer Art Normalität, und da gehören Depressionen hin. In eine unverkrampfte, interessierte Normalität.

Auch jetzt, in diesem Moment, laufen immer noch Menschen herum, die denken, dass Depressionen nicht existieren; eine weitere Gruppe glaubt, dass Menschen mit Depressionen (ich sage nie DEPRESSIVE, das klingt wie eine Rasse aus Star Trek) in DIE GESCHLOSSENE müssen, fixiert werden, Wasserschlauch, Tranquilizer, und in der Zelle gegenüber hockt Renfield, wartet auf den Meister und frisst Fliegen.

Depressionen sind nicht sonderlich glamourös, zugegeben. Eigentlich sind sie unsichtbar. Eine saubere, stille, nicht ansteckende Krankheit. Und da uns diese Krankheit so wenig anbietet, so wenig sichtbar ist, sind wir dringend auf die Geschichten der Menschen angewiesen, die darunter leiden.

Am Ende geht's immer um die Geschichte.

Ich habe wirklich nichts gegen die üblichen Verdächtigen, die dir in ihren Sachbüchern erzählen, dass sie ihre erste Million mit 21 hatten, weil sie jeden Mittwoch linksdrehendes Kokoswasser trinken, bevor sich die Sonne über den Schornsteinen erhebt, und diese Flugzeugträgerwerft von Tante Erika und Onkel Gustav geerbt haben.

Aber die wirklichen Geschichten sind die, die uns alle betreffen. Und das hier ist so eine. Eine wahre zudem. Schlecht auf Kernaussagen einzudampfen.

Also:

VERSUCHT HIER EINER, DAS TRENDTHEMA DEPRESSIONEN ZU MELKEN?

Die Antwort lautet: nein. Das geht nämlich gar nicht. Und es ist auch nicht wichtig.

Wenn das Buch ein Erfolg wird, ist das schön. Dann kann Maxi sich auch eine Flugzeugträgerwerft kaufen oder wenigstens einen Bildband über Flugzeugträger.

Aber dass Maxi es geschrieben hat, aufgeschrieben, um seine persönliche Geschichte zu erzählen, ist der eigentliche Erfolg. Das ist nämlich schwer.

Ein Vorwort ist leicht. Ernsthaft. Da ist kein Druck, nicht das Gefühl, etwas von sich wegzugeben, Ihnen da draußen die eigene Welt aufzuschließen.

Also: Ab in den Sessel, Teechen gemacht, Decke auf die Knie, los geht's.

Das hier ist das Buch meines Freundes Maximilian, kurz Maxi, und bevor ich dieses Vorwort schrieb, hab ich's gelesen.

Jetzt sind Sie dran.

Wir sehen uns.

Torsten Sträter

WARUM SCHREIBE ICH DIESES BUCH?

Dieses Buch hat die gleiche Botschaft wie meine Comedy: Du bist okay. Selbst wenn du glaubst, du bist es nicht.

Es gibt keinen besseren Weg, über Depression zu sprechen, als über die eigene zu schreiben. Was sind meine Erfahrungen damit? Wie komme ich damit zurecht? Kann man mit Depression trotzdem glücklich werden?

Dieses Buch gibt es, weil ich es selbst brauche. Hier wird nicht erklärt, was Depression ist. Das wissen die Betroffenen bereits. Sie brauchen keine Erklärungen. Keine Studien. Keine Ratschläge. Sondern einfach nur zwei Worte: Ich auch.

Ich kenne das Tal. Ich habe auch Angst vor der Dunkelheit. Und deshalb bist du nicht allein.

Lies dieses Buch so oft, so kurz, so lang, so selten, wie du möchtest. Es ist für dich. Und wenn du dich danach weniger allein fühlst, ist die Welt vielleicht ein bisschen heller geworden.

Ich freue mich auf den Tag, an dem du es nicht mehr brauchst.

Herz.

Dein Maxi

PROLOG

Stell dir vor, du sitzt vor einem fetten 65"-Flatscreen. 4K-Auflösung, 120 Hertz – geilste Ausstattung. So ein Teil, vor dem du im Saturn einfach nur zehn Minuten mit offenem Mund stehst und dir denkst: «ALTA, SIEHT DAS GEIL AUS!»

Dann guckst du auf den Preis und verdrückst mit jeder weiteren «9» darin eine kleine Träne. Aber stell dir vor, du könntest dir dieses fette Teil für 9999 Euro leisten. Das steht jetzt bei dir zu Hause. Neben dir auf dem Sofa sitzt dein Kumpel, der den gleichen Fernseher hat. (Er meinte, er könne sich den leisten. Du fragst nicht weiter nach. Vermutlich Bitcoins oder ETFs. Er war schon immer komisch.) Er hat ihn mitgebracht und ihn neben deinem TV abgestellt und angeschlossen.

Ihr sitzt beide auf deiner Couch und guckt auf dem jeweiligen Fernseher den gleichen Film. Sagen wir mal, *Avengers: Endgame*. Oder irgendeinen anderen Film mit richtig geiler Action. Hauptsache, viel Bumm-Bumm.

Kann doch nicht besser laufen, oder? Geiler TV, bester Kumpel, krasser Film – jetzt noch Chips und ein alkoholisches Kaltgetränk, dann kann dir der steigende Meeresspiegel für die nächsten 90 Minuten komplett am Arsch vorbeigehen!

Der Film geht los. So nach 40 Minuten fällt dir auf: Der Film bockt dich irgendwie nicht. Das irritiert dich. Weil es eigentlich genau dein Ding ist. Die Explosionen sind fett. Die Geschichte ist auch ganz okay. Woran liegt es?

Dein Kumpel hingegen geht total ab. Meine Güte, der ist schon beim vierten Bier! Totale Ekstase bei dir auf dem Sofa. Na toll. Der soll mal aufpassen, dass er nix verschüttet! Er sieht die gleichen Szenen wie du. Er hat den gleichen Geschmack wie du. Warum rastet er komplett aus, aber dir geht der Film am Sack vorbei? Ist irgendwas kaputt?

Du kommst ins Grübeln. Warum kann ich mich nicht über diesen Film freuen? Hab ich was falsch gemacht? Du hältst den Film an. «Sag mal ...», fragst du deinen Kumpel, «... ist der Film richtig scheiße, oder check ich irgendwas nicht?» Dein Kumpel kann's nicht fassen. «WAAAAAAAS? ALTA! Hast du nicht gesehen? Die Stelle mit den Portalen? Wo alle zusammenkommen und Thanos aufs Maul geben? DAS WAR SO KRASS!!! Spider-Man, der den Handschuh fängt? OH! MEIN! GOTT!»

Du bist völlig irritiert. Wo kommt diese Euphorie her? Dann fällt dir auf, dass du schon länger nicht mehr euphorisch warst. Dass du gar nicht mehr weißt, wie sich das anfühlt. Die Freude deines Kumpels wirkt auf einmal abstoßend auf dich. Weil du merkst, dass du das nicht mehr bist. Du kannst das gar nicht mehr. Wie kann man bei einem Film so abgehen? Was stimmt nicht mit dir?

Es folgt die Erkenntnis: Du kannst das nicht mehr. Du weißt nicht mehr, wie das geht. Sich zu freuen. Etwas zu genießen. Dir wird klar, dass du seit geraumer Zeit nur noch Routinen abspulst, aber keinen wirklichen Kontakt zu dir spürst. Weder zu dir noch zu den Menschen um dich herum.

Das Leben erreicht dich nicht mehr. Da kann es noch so viel bumm-bumm machen. Du bist einfach nicht da. Es zieht an dir vorbei und spielt überhaupt keine Rolle mehr. Du hast keine Beziehung zu dir. Du bist dir egal. Alles ist egal. Keine Kraft. Kein Grund. Alles sinnlos.

Du ziehst dich zurück. Gehst in dein Zimmer.

Drei Tage später. Du hast immer noch die gleichen Klamotten an. Warum auch nicht? Ist doch egal. Du hast auch nicht die Kraft, irgendwas daran zu ändern. Weil du dir dann auch überlegen müsstest, was du anziehst, weil andere Leute sonst wieder irgendeine Scheiße über dich erzählen. Du musst gut aussehen. Die können sich alle ficken gehen. Alles dumme Arschlöcher da draußen. Die haben keine Ahnung. Die wissen gar nichts.

Du ziehst dich immer mehr zurück. Es ist die einzige Richtung, die du kennst. Du machst das nicht absichtlich. Du weißt einfach nicht, wie es sonst gehen soll. Du hast keine Ahnung. Du bist wertlos. Alles ist sinnlos. Hoffnungsloser Fall.

Dein Kumpel klopft an der Tür. «Digger?»

Du sagst nichts. Warum solltest du auch was sagen? Alles sinnlos. Der kapiert doch eh nix. «Also, ich wollt dir nur sagen ... ich hab Bier auf deiner Couch verschüttet.

Tut mir voll leid! Hab mir Sorgen gemacht und hab unten auf dich gewartet, da bin ich wohl eingepennt. Dann bin ich aufgewacht, und dann ist mir das Bier umgekippt. Sorry!»

Du antwortest nüchtern: «Das ist drei Tage her.» Dein Kumpel: «Ja, komm schon. Das ist 'ne erfundene Geschichte und dient sowieso nur als Metapher, weil der Autor was über Depressionen sagen will. Spiel einfach mit, wir kommen nämlich gleich zum wahren Sinn hinter dieser Geschichte.»

Du reagierst nicht. Du kannst gar nicht reagieren. Seine Euphorie irritiert dich immer noch. Warum kann er glücklich sein und du nicht? Ihr habt doch den gleichen Fernseher! Wahrscheinlich bist du einfach ein Geburtsfehler.

«Ach, übrigens. Mir ist eine Sache aufgefallen!», sagt dein Freund, kurz bevor er gehen will. «Weißt du, dass dein TV auf Schwarz-Weiß eingestellt ist?»

«Und das ist wichtig, weil?», fragst du.

«Na ja. Das erklärt, warum du den Film nicht gut fandest! Wenn die Farbe weg ist, sieht alles irgendwie gleich aus. Man sieht gar nicht die ganzen Unterschiede, die Details, diese ganzen Kleinigkeiten, die es so spannend machen! Selbst die größte Explosion sieht in Schwarz-Weiß völlig langweilig aus. Wusstest du, dass die sechs Infinitysteine unterschiedliche Farben haben? Oder dass Iron Man unterschiedliche Rüstungen hat? Jede 'ne andere Farbe! Alles unterschiedlich. Ohne Farbe fände ich den Film auch eher traurig.»

Du rappelst dich in deiner Pikachu-Unterhose auf und

fragst: «Das heißt, ich kann den jetzt einfach auf Farbe umstellen, und gut ist?»

Dein Freund erwidert: «Na ja, so einfach ist das nicht. Die Farbe umstellen dauert, du bist es ja gewohnt, die Sachen in Schwarz-Weiß zu sehen. Du denkst, der Film ist wirklich so. Das muss dir ja erst mal auffallen. Wir müssen langsam anfangen, und nach und nach kommt die Farbe wieder. Aber das können wir nicht alleine machen. Wir brauchen da jemanden, der uns hilft. Einen Profi.»

«Das heißt, ich bin nicht kaputt?», fragst du ungläubig.

«Das sowieso nicht. So ist das halt. Viele Menschen gucken ihren Film schwarz-weiß. Das ist ja kein Verbrechen. Man ist auch nicht kaputt. Man muss nur wissen, dass der Fernseher falsch eingestellt ist. Und nur weil einen der Film aktuell nicht flasht, heißt das nicht, dass man kaputt ist. Da muss man keinen Schuldigen suchen. Das kriegt man irgendwie hin mit der Zeit.»

«Wow. Okay», sagst du erleichtert. «Aber es dauert doch sicher ewig, bis man so einen Profi findet, oder?»

«Leider ja. Du hast das neueste Modell! Mit HDMI 2.1 und dem ganzen Bums! Gibt nicht viele, die davon 'ne Ahnung haben.»

«Das heißt, solange muss ich mit dem Schwarz-Weiß leben?»

«Nicht unbedingt. Wenn du weißt, dass nur der Fernseher blöd eingestellt ist und nicht der Film das Problem ist, dann hilft dir das vielleicht, nicht alles so ernst zu nehmen.»

Du weißt nicht wieso, aber du lächelst. «Dann werde ich mal duschen gehen, oder?»

«Ja, sicher!», meint dein Kollege. «Dein Sofa ist eh noch dreckig. Ich mach das gleich fertig.»

Du stehst unter der Dusche und merkst, wie die alten Urteile von dir abfallen. Zum ersten Mal spürst du wieder ein gutes Gefühl. Du kannst es nicht genau einordnen, weil es lange her ist. Es erinnert dich an Hoffnung.

KAPITEL 0: ES BRAUCHT EIN WARUM

Das ist jetzt das zwölfte Mal, dass ich dieses Kapitel anfange. Es ist zum Verrücktwerden! Langsam habe ich echt keinen Bock mehr. So geht es mir ständig. Ich fange irgendwas an, dann fühlt es sich irgendwie nicht perfekt an, dann lass ich es wieder. Dann schreibe ich wieder etwas, dann fällt mir wieder nix ein, und dann google ich nach Atemübungen gegen Schreibblockaden. Dann schreibe ich meinem Therapeuten, warum ich wieder eine Schreibblockade habe. Der sagt: «Herr Gstettenbauer, Ihr Perfektionismus hindert Sie am freien Ausdruck ...» Bla, bla, bla, bla. Dann schreibe ich meinem Coach, ob mein Therapeut recht hat. Und so weiter und so weiter ... Nichts ist gut genug – vor allem ich nicht.

Willkommen in meinem Kopf.

Mein Name ist Maxi Gstettenbauer. Ich leide an Depressionen. Sie führen dazu, dass ich oft monatelang kein Wort zu Papier bringe, was für einen Künstler echt scheiße ist. Außerdem kommt es manchmal vor, dass ich wochenlang kaum reden möchte und niemanden sehen kann – was für einen Vater, Ehemann und Comedian auch nicht optimal ist. Manchmal verstecke ich mich vor der Welt und will mit niemandem etwas zu tun haben.

Vor Auftritten habe ich regelmäßig Panikattacken. Das ist für mich schon fast wie Yoga. Ich bin es gewohnt. Panik zu haben, ist mein Atmen. Business as usual. Was das Ganze noch verschlimmert: Wenn du mit mir sprächest, würdest du nie vermuten, dass ich unter Depressionen leide. Ich komme nämlich ganz unspektakulär daher. Ich zerlege keine Hotelzimmer. Ich konsumiere keine Drogen. Ich habe keine Affären, keine größeren Suchtprobleme, trinke keinen Alkohol – ich habe für solche Spielereien keine Zeit. Depression ist nämlich ein Fulltime-Job.

Wenn Menschen mich fragen (was sie nie tun, aber für dieses Buch behaupte ich es einfach mal ganz keck): «Wie fühlt sich Depression an?», dann kann ich nur auf den Film *Matrix* verweisen. Als Neo das erste Mal auf Morpheus trifft und der zum Monolog des Jahrtausends ansetzt:

«Was du weißt, kannst du nicht erklären, aber du fühlst es. Du hast dein ganzes Leben lang gespürt, dass mit der Welt was nicht stimmt. Du weißt nicht, was es ist, aber du weißt, es ist da, wie ein Splitter in deinem Verstand, der dich zum Wahnsinn treibt.»

Ich fühle das hart. Irgendwas ist verkehrt, und du kriegst den Finger einfach nicht drauf.

Die Corona-Krise hat dafür gesorgt, dass dieser Splitter in noch mehr Köpfen steckt. Auch in meiner Branche ist das Thema mentale Gesundheit on fire. Klar. Künstler haben krankes Kopfkino. Nix Neues. Ab und zu rede ich mit Kolleg:innen eben über Depression. Dann kommt der schlimmste Satz überhaupt: «Du solltest mal ein Buch darüber schreiben!»

Nein. Ganz bestimmt nicht.

Bücher schreiben ist das neue Töpfern. Jeder meint, er/sie/divers müsse zu jedem Thema irgendein Buch schreiben. Es gibt sogar einen Fernsehmoderator, der ein Buch über das Laufen geschrieben hat. Über das Laufen! Was schreibt man bitte in einem Buch über das Laufen? «Erst den linken Fuß, dann den rechten Fuß!» Dafür mussten Bäume sterben? Das Buch hat 138 Seiten. Ich hasse jede einzelne davon.

Jetzt liest du also mein Buch. Scheiße. Wie konnte es nur so weit kommen? Dieses Buch ist für mich harte Arbeit. Jedes Wort quält sich aus mir heraus. Manchmal werfe ich zwischen den Sätzen einfach Gegenstände durchs Zimmer, weil ich es nicht aushalten kann, was für einen Quatsch ich hier schreibe. Niemals wollte ich ein Buch schreiben.

Warum also?

Es reichte eine einzige Begegnung. Eine junge Dame kam nach einem Auftritt zu mir. Der Abend lief in meiner Wahrnehmung wie immer suboptimal. Bei der Autogrammstunde danach konnte ich kaum jemandem in die Augen blicken, weil ich fest davon überzeugt war, eine so katastrophale Vorstellung abgeliefert zu haben, dass Loriot von den

Toten auferstehen würde, nur um sich danach umzubringen. Auch das Feedback der Zuschauer war für mich nichts als Lügen.

«War wirklich eine tolle Show!»

«Danke für das viele Lachen!»

«Selten so gelacht!»

Lügner. Alles Lügner.

Auch das ist ein Symptom von Depression. Man kann einfach nicht gut abschneiden. Deshalb akzeptiert man seinen Platz. Und jeder Mensch, der es gut mit einem meint, wird kritisch beäugt, denn mit dem muss ja irgendwas verkehrt sein. Man selbst ist ja scheiße und total überzeugt davon. Wer mich also gut findet, muss einen Schaden im Kopf haben. Er weiß es nur noch nicht. Aber ich weiß es!

Da wären wir beim nächsten Symptom von Depression. Kolossale Arroganz und brutalste Selbstentwertung wechseln sich geschmeidig im Discofox ab. Man ist das größte Stück Scheiße auf dieser Welt, und niemand kann das besser beurteilen als man selbst. Anstrengend und einfach falsch.

Nach der Autogrammstunde hatte ich wieder den Anflug einer Panikattacke. Ich wusste, dass ich jetzt gleich zwei Stunden nach Hause fahren musste, und mein Auto ist unter den Top-3-Orten für eine Panikattacke. Jedes Mal, wenn ich in ein Auto steige, habe ich diese Gedanken. Es vergeht kein Tag, an dem ich nicht überzeugt bin, in diesem Moment einen Herzinfarkt zu haben.

Also dachte ich mir: Trink erst mal ein Glas Wasser und rede mit dem Veranstalter über irgendwas. Er erzählte mir, wie schlecht das Geschäft seit Corona läuft. Wie schlimm er es hatte, dass er nicht wisse, wie er seine Rechnungen bezahlen soll. Er sei dankbar für den Abend, und ich war ihm dankbar, dass er sich kurz mit mir unterhielt und mich von meinem Kopf ablenkte.

Meine Sachen waren gepackt, und ich wollte mich auf den Weg zum Auto machen. Ich ging durchs Foyer, wo noch ein Pärchen stand. Die Dame kam auf mich zu und fragte: «Hey, Maxi, hast du noch Zeit für uns?»

Was sollte ich sagen? Nein, ich habe gerade Todesangst und würde jetzt viel lieber nass geschwitzt auf der Autobahn fahren? Unsere Existenz ist sinnlos, und eure freundlichen Worte prallen auf eine harte Schale, die gefüllt ist mit nichts?

Ich nahm mein gesamtes schauspielerisches Talent zusammen und sagte: «Klar!»

Was danach folgte, ist der Grund für dieses Buch.

Sie sagte, sie sei suizidal und in Therapie. Der Sinn des Lebens erschließe sich ihr nicht. Sie empfände nichts, und alles sei ihr irgendwie egal. Sie fände das schlimm und würde gerne wissen, was an ihr kaputt ist. Warum sie nicht fühlen kann. Oder warum sie immer komische Sachen fühle. Nie die richtigen. Warum da immer diese Leere sei. Der Splitter im Kopf.

Dann hörte sie eine Podcastfolge, in der ich über meine Depression sprach. Es half ihr, zu sehen, dass sie nicht alleine ist. Ich sagte ihr, dass es mir auch sehr hilft, darüber zu sprechen. Dann fragte sie mich ganz stumpf, warum ich das nicht öfter mache.

Sie bedankte sich. Der Partner, der sie begleitete, war nicht ihr Freund, sondern ihr Pfleger. Er musste immer dabei sein, falls sie sich etwas antun wollen würde. Sie wollte unbedingt zu meiner Show und hatte sich extra informiert, welche Mischung von Medikamenten sie bräuchte, damit sie aus der Klinik dürfte. Und sie fragte, ob wir ein Foto machen könnten.

Natürlich konnten wir das.

Und dann erzählte sie mir noch, an welcher Stelle sie gelacht hatte – und zwar nur ein einziges Mal. Sie meinte, es sei total schön gewesen: der Moment, in dem ich mich beim Wassertrinken verschluckt hatte.

Die Panikattacke war weg. Stattdessen hatte ich im Auto einen Heulkrampf. Wie viel Schmerz muss ein Mensch in diesem Leben denn bitte aushalten?

Also tue ich jetzt das, was ihr geholfen hat. Ich rede jetzt öfter darüber.

Ich habe sie seitdem nicht mehr gesehen. Ich hoffe, es geht ihr gut.

Dieses Buch ist für sie.

KAPITEL 1: EINE NEUE HOFFNUNG

Seit dem letzten Kapitel sind schon wieder zwei Monate vergangen. Mein Schreibtempo begeistert mich mal wieder. Ich grübele ewig hin und her, was interessant sein könnte. Ich fange einen Satz an, lösche ihn dann wieder – schreibe einen neuen und lösche den auch wieder. Schreiben ist für mich die Hölle, denn ich habe Zeit zu denken, und das ist kein gutes Zeichen. Wenn ein Depressiver mit seinen Gedanken allein ist, kommt selten etwas Gutes dabei raus. Im Kopf eines jeden Depressiven wohnt ein kleiner Mann, der einem alles madig redet. Quasi ein eigener SPIEGEL-Redakteur, der dir an jeder Ecke das Grausame in der Welt zeigt. Ich habe Angst vor meinem Kopf. Ich muss ihn ständig in Schach halten. Deshalb bin ich auch oft so unglaublich müde. Depression ist eine ewige Ministerpräsidentenkonferenz in deinem Kopf. Es ist hoffnungslos.

Der Zweifel schleicht sich immer auf dieselbe Weise an: Zuerst habe ich eine gute Idee. Zum Beispiel dachte ich mir, ich erzähle dir in diesem Kapitel etwas über Hoffnung, weil ich das ganz wichtig finde, wenn man mit seiner

Depression Fortschritte machen möchte. Dann mache ich mir ein paar Notizen und überlege, ob das die junge Dame, die ich damals im Foyer getroffen habe, glücklich machen würde. Ich glaube, das würde es. Es würde jedem depressiven Menschen helfen, wenn er wüsste, dass Gedanken und Gefühle flüchtig sind. Sie fühlen sich nur so massiv an. Doch sie vergehen wieder. Ich halte diese Erkenntnis für den ersten und gleichzeitig wichtigsten Schritt, damit es weitergehen kann. Sehr gut! Ich bin begeistert und will mich ans Schreiben machen.

Dann beginnt der Teufelskreis.

Ich habe eine Idee, mit der ich mich wohlfühle, und dann fällt mir ein, dass man sich auf YouTube jederzeit zwei Otter beim Händchenhalten angucken kann. Jeder Mensch hat das größte Entertainment-Programm aller Zeiten direkt in seiner Hosentasche. Und ich will was über Hoffnung erzählen? Das doch stinklangweilig! Meine Idee kackt so dermaßen dagegen ab. Meine Güte, Maxi ... du bist echt so unendlich dumm. Es ist kaum auszuhalten. Hoffnung. Was für eine strunzdumme Idee. Dieses Buch ist so ein Fehler. Du dummer Idiot. Wie konntest du den Vertrag nur unterschreiben?

Dann passiert mir das, was einem Depressiven nun mal passiert: Ich verliere die Hoffnung. Meine Zuversicht ist dahin. Ich sitze an meinem Rechner und gucke dem Cursor beim Blinken zu. Er verhöhnt mich. Ich bin absolut leer. Ich habe nichts zu sagen. Was für eine dumme Idee dieses Buch war. Ich fühle mich, als stünde ich an einem Abgrund, und vor mir ist nichts. Doch keine Sorge. Ich stand schon so oft an diesem Abgrund, ich kenne mich hier mittlerweile ganz gut aus. Es gibt einen Weg.

Warum rede ich also die ganze Zeit von Hoffnung? Weil eines der eklatantesten Merkmale einer Depression nämlich die Abwesenheit von Hoffnung ist. Die Überzeugung, dass alles bleibt, wie es jetzt ist, und sich nicht mehr ändern wird.

Falls dir das Wort «Hoffnung» ein bisschen zu hochgestochen vorkommt, habe ich zwei andere Worte für dich, die eine ganz ähnliche Wirkung haben. Es sind zwei sehr einfache Worte, die man sich ganz leicht merken kann. Sie helfen mir immer, wenn es eng wird. Diese beiden Worte lauten: Drauf geschissen.

Wenn ich ein Haus in Hogwarts gründen würde, wären diese beiden Worte unser Hausmotto – allerdings wäre der Name dieses Hauses sehr fragwürdig. Neben Gryffindor, Slytherin, Ravenclaw und Hufflepuff würden sich «die Schissies» nicht sehr gut machen. Doch sie haben eine besondere Kraft: Hoffnung. Sie glauben: Egal wie dunkel es auch gerade aussehen mag, es gibt immer einen Grund zur Hoffnung.

Es kann sehr gut sein, dass dein Verstand dir jetzt schon Argumente liefert, warum Hoffnung absoluter Quatsch ist.

Hoffnung ist im Land der Dichter und Denker ziemlich underrated.

Wir halten nicht sonderlich viel davon. Ich meine, gib dir das doch mal: Stell dir mal vor, du fängst an, einfach mal zu hoffen. Wie bescheuert ist das bitte? Hoffnung… das ist doch was für Filme oder so was. Aber im echten Leben? Da geht's doch um die böse Welt da draußen! Hoffnung ist nur für die Naiven! Für Babys! Aber doch nicht für erwachsene Menschen mit Gürteln und Blazern und so was! Nein! Ich habe mein Leben fest im Griff! Da hat Hoffnung keinen Platz!

Wir mögen die Hoffnung nicht, sondern die kalte, berechenbare Normalität. Wenn Sachen einfach normal ablaufen, ohne Inspiration, ohne Emotionen, ohne Überraschungen, dann – und nur dann – können wir uns entspannen. Denn wenn es keine Überraschungen gibt, kann es so bleiben, wie es ist, und besser wird's sowieso nicht. Solange ich das Gefühl von Kontrolle habe, ist alles okay.

Sobald in Deutschland auch nur einer kommt und sagt: «Hey, vielleicht wird's ja irgendwie besser?», rufen wir alle: «Halt die Fresse! Geh mir nicht auf die Eier! Wir sind hier realistisch! Es bleibt medium. Und es erfordert unglaublich viel Kraft und Energie, damit es medium bleibt.»

Du willst doch auch nicht in ein Flugzeug steigen, dessen Pilot sagt: «Guten Tag, meine sehr verehrten Damen und Herren, wir von Eurowings HOFFEN, wir kommen in Berlin an! Ich hatte heute einen schlechten Tag, aber ich HOFFE, ich bringe Sie sicher an Ihr Ziel!»

Wir glauben, Hoffnung sei etwas Unzuverlässiges.

Depression ist wie ein Film, dessen Ende du schon kennst, aber du bist verdammt, ihn trotzdem bis zum Ende zu gucken. Du hast keinen Einfluss. Diese Hoffnungslosigkeit, dass es nie wieder anders werden könnte, dass die Zukunft schon besiegelt ist – so als machtest du die Augen auf und Nostradamus sagt: Alles ist am Arsch, und einen Penis habe ich dir auch noch ins Gesicht gemacht.

Man fühlt sich vollends beschädigt. Man ist nichts. Man kann nichts. Und man wird auch nie etwas können. Dabei ist so faszinierend, dass es keine depressiven Babys gibt. Kein Baby sagt sich: «Was soll dieser ganze Hype um das Laufen? Alle reden davon. Ich kann damit nix anfangen. Das hat doch eh alles keinen Sinn. Ich bleib beim Strampeln, ihr Muschis!»

Ein Baby braucht keine Therapie. Da bin ich schon neidisch auf die Kleinen, die so gottgeküsst auf die Welt kommen.

Als ich meine kleine Tochter auf dem Arm hatte und erlebte, wie sie bei einem Grashüpfer komplett ausgerastet ist, fragte ich mich: Wo ist denn meine Neugier? Ich war doch auch mal Baby. Ich hatte auch mal Windeln an und habe mich bis zu den Schulterblättern hoch vollgekotet. Und wenn ich ganz viel Pech habe, werde ich das auch bald wieder tun. Zwar hoffentlich erst in ein paar Jahrzehnten, aber man weiß es ja nicht.

Aber meine Tochter hat eine natürliche Neugier auf das, was da kommt. Bei uns Erwachsenen ist das überhaupt nicht so. Wir wissen schon im Vorfeld, wie die Dinge laufen werden. Zumindest glauben wir das. Das ist ja der Witz! Diese Abläufe, die wir im Kopf haben, sind oft nur Fantasie! Oder Gewohnheit! Wir denken: «Das ist schon immer so gewesen, das wird auch immer so kommen!»

Ganz blöd ist auch, wenn man das auf die Natur des Menschen schiebt – dann beginnen die Zyniker-Festspiele:

«Der Mensch ist für seinen eigenen Untergang verantwortlich. Der Mensch ist der Krebs für diesen Planeten!» Entschuldigung? Beethovens Symphonien? Die Europäische Menschenrechtskonvention? Das soll Krebs sein? Entschuldigung?

Wir haben Angst zu hoffen, weil wir nicht blöd dastehen wollen. Weil wir nicht enttäuscht werden wollen. Wir haben schlicht und ergreifend Angst. Dann wollen wir dieses ganze Chaos im Kopf annehmen und «lösen» und merken, wir schaffen es nicht. Und es passiert das Gemeinste überhaupt: Wir verurteilen uns. Wir geben uns die Schuld, dafür, dass wir nicht stark genug sind.

Dich trifft keine Schuld, dass du so bist, wie du bist. Deshalb ist es auch nicht schlimm, an einer Depression zu erkranken. Es ist wie ein Beinbruch; der ist ja auch keine «persönliche» Sache. Das passiert eben.

Was aber persönlich ist, ist die Geschichte, die wir uns darüber erzählen. «Ach Mensch, hätte ich doch diesen Fallrückzieher bei Ikea nicht gemacht – dann hätte ich mir jetzt nicht das Bein gebrochen!» Das ist die Geschichte. Wir verurteilen uns.

Natürlich fühlt sich Depression nicht so an. In einer Episode ist man absolut überzeugt davon, dass man verkehrt sei. Dass man sich nicht mehr freuen kann, muss einen ganz bestimmten Grund haben. Irgendwo muss es einen Fehler geben – in meiner Persönlichkeit, in meinem Kopf, in meinem Essen. Vielleicht ist auch meine Schilddrüse nicht in Ordnung? Dann gehe ich eben zum 400. Mal zum Arzt, lasse wieder alles durchchecken, der Arzt wird wieder nix finden und mir versichern, dass alles okay ist. Und auf dem Heimweg spüre ich die kolossale Falschheit meiner Existenz. Irgendwas stimmt hier nicht.

Wir begreifen uns als Fehler und werden alles dafür tun, diesen «Fehler» zu übertünchen. Wir gehen in Therapie. Wir lesen Bücher. Wir studieren das Internet. Auf der Suche nach dem großen «Warum». Warum bin ich so?

Ich möchte dir ein anderes Warum vorschlagen. Wie wäre es, wenn dich einfach keine Schuld trifft? Angenommen, du bist einfach so gewollt, genau wie du bist. Du hast keinen «Fehler» begangen und deshalb Depressionen bekommen. Du bist im «Videospiel Leben» nicht falsch abgebogen und leidest deshalb jetzt unter der dunklen Wolke im Kopf. Angenommen, du hast nichts falsch gemacht. Du hast einfach nur diese Wolke im Kopf.

Eine Frage an dieser Stelle sei erlaubt: Hast du dir deine Meinungen, deine Gefühle und Irritationen ausgesucht? Hattest du einen Einfluss darauf, dass du Depressionen hast? Bist du eines Tages aufgewacht und hast dich einfach dafür entschieden? Ich denke nicht.

Man merkt es einfach irgendwann. Die Frage ist, wie wichtig dir die Geschichten sind, die du dir über dich erzählst. Ist es dir wichtig, dich als depressiv zu sehen? Brauchst du das? Oder gäbe es vielleicht die Option, eine alte Geschichte loszulassen? Wenn nicht, dann nicht. Ist nur ein Angebot. Aber ich glaube, es ist wichtig zu wissen, dass man alte Annahmen über sich einfach loslassen kann. Natürlich wirkt das im ersten Moment unmöglich.

Man glaubt, man sei als Person fest in Stein gemeißelt. Doch man kann sich ändern. Man muss auch nicht wissen, WIE man sich verändert – es reicht, daran zu glauben, dass es geht.

Wir glauben, unsere aktuellen Lebensumstände verlängern sich in die Zukunft wie eine gerade Linie. Doch das stimmt nicht. Wenn du glaubst, in deinem Kopf herrsche Chaos – keine Sorge. Das Leben ist ein einziges Chaos. Nur wir Menschen erfinden so etwas wie «Normalität», eine Illusion im Chaos, um den Anschein zu erwecken, wir hätten hier die Kontrolle. Doch die Wahrheit ist: So richtig im Griff hat man sein Leben nicht. Hast du dir deine Lieblingsfarbe ausgesucht? Meine Lieblingsfarbe ist Blau. Ich habe keine Ahnung, wieso. Mir schmeckt Schnitzel hervorragend. Ich weiß nicht, wieso. Ich finde Spaghetti bolognese langweilig, außer man packt 'nen Löffel Crème fraîche mit drauf. Ich weiß nicht, warum ich die Sachen mag, die ich mag.

Und deine Lieblingsfarbe? Stand jemals ein Mensch vor dir mit einer Palette von Farben und hat dich gefragt, welche Farbe du am härtesten feierst? Noch genauer gefragt: Hast du dich BEWUSST für deine Lieblingsfarbe entschieden? Oder kam einfach ein Impuls aus den Tiefen deines Geistes und hat dich wissen lassen, dass Blau deine Lieblingsfarbe ist? In diesem ganzen Prozess: Wo warst du da? Gab es jemals einen konkreten Moment, in dem du gesagt hast: Ich entscheide mich, braune Haare zu haben, in Deutschland geboren zu werden und dass ich die ersten drei Star-Wars-Filme für ganz passabel halte?

Gab es jemals einen Punkt, an dem du dich ganz konkret dafür entschieden hast, dass du so bist, wie du bist?

In der Hirnforschung wurde entdeckt, dass, wenn wir eine Entscheidung treffen, der Impuls bereits sechs Sekunden vorher im Gehirn nachzuweisen ist. Während du also noch überlegst, ob du Kaffee oder Tee möchtest, hat dein Gehirn schon entschieden.

Was ich sagen möchte: Wir haben keine Kontrolle über unsere Vorlieben. Wir haben auch kein Mitspracherecht über unsere Herkunft, unsere Gewohnheiten, unseren Geschmack. Wir sind einfach so, wie wir sind. Wir werden in diese Welt geworfen und müssen schauen, was uns so erwartet.

«Aber Maxi, was hat das denn jetzt mit Hoffnung zu tun? Wenn alles schon in Stein gemeißelt ist, was zum Geier gibt es dann noch zu hoffen?»

Der erste Schritt im 12-Schritte-Programm der Anonymen Alkoholiker lautet:

«Wir gaben zu, dass wir dem Alkohol gegenüber machtlos sind – und unser Leben nicht mehr meistern konnten.»

Das ist der entscheidende Punkt: anzuerkennen, dass man am Ende seines Lateins ist. Meine schlimmsten depressiven Phasen erlebte ich, als ich versuchte, sie selbst zu heilen. «Das kriege ich schon in den Griff!»

NEIN! Genauso wie du ein gebrochenes Bein nicht alleine in den Griff kriegst, bekommst du auch Depression nicht alleine in den Griff. Das hat nichts mit aufgeben zu tun – im Gegenteil! Es ist mutig zu sagen: Ich bin machtlos. Hör auf, gegen dich zu kämpfen, denn du bist nicht kaputt. Du hast eine Krankheit, die du dir genauso wenig ausgesucht hast wie deine Lieblingsfarbe. Also weg mit der Schuld.

Es ist nicht schlimm, wenn wir aufgeben. Es ist schlimm, wenn wir einen Kampf kämpfen, den wir nicht mit unseren Mitteln gewinnen können. Wenn dann der Moment der Einsicht kommt, wenn das Ego ruht, dann besteht die Hoffnung, dass etwas Neues zum Vorschein kommt. Hoffnung heißt nicht, zu erwarten, dass sich etwas an den Umständen ändert. Wahre Hoffnung bedeutet, dass sich etwas IN DIR ändern kann! Dass du die Dinge vielleicht anders wahrnehmen kannst, als du es bisher getan hast.

Ich weiß, dass Hoffnung ein absoluter Gamechanger ist, denn sonst würde keine Zeile dieses Buches existieren.

KAPITEL 2: VERGEBEN UND VERGESSEN

Wann habe ich gemerkt, dass ich depressiv bin? Es gibt niemanden, der dir auf die Schulter klopft und dir erklärt: «Pass mal auf. Du leidest an einer Krankheit, die dafür sorgt, dass dir alles furchtbar auf die Eier geht. Ist nicht dein Problem, kann man nix machen. Aber wollte dir nur Bescheid geben. Mach dir keine zu großen Vorwürfe.»

Mir ist mit 23 aufgefallen, dass ich relativ oft an Selbstmord dachte. Relativ oft war so vier- bis sechsmal am Tag. Also immer, wenn mir etwas schwerfiel, beruhigte ich mich selbst damit, dass ich sagte: «Wenn es mit der Comedy nichts wird, kann ich mich immer noch umbringen.»

Ich kann verstehen, wenn dieser Absatz verstörend wirkt. Aber das waren eben meine Gedanken, und sie beruhigten mich. Der Gedanke an Suizid war für mich eine Entspannungstechnik! Es war so, als hätte ich einen Weg gefunden, mich sofort zu beruhigen. Sobald ich eine Situation als ausweglos sah, servierte mein Kopf mir den «Suizid».

Doch warum hielt ich das Leben für so gefährlich, dass mich nur die Vorstellung eines Selbstmordes entspannen konnte?

Meiner Mutter sagte ich mal am Telefon: «Wenn ich es in Köln nicht schaffe, bringe ich mich um.» Danach weinte sie, denn sie spürte: Ich meinte das ernst. Es gab in meiner Welt tatsächlich diese Option. Heute weiß ich, dass das Blödsinn war und mein Kokettieren mit diesem Thema asozial, aber auch ein verzweifelter Ruf nach Hilfe war.

Ein Mensch, der häufig an Selbstmord denkt, möchte ganz oft einfach nur Ruhe. Ich wollte nur von meinem empfundenen Leid erlöst werden. Und aus dieser Unschuld heraus fantasierte ich über Selbstmord.

Warum erzähle ich das? Weil ich möchte, dass du weißt, woher ich komme. Was mein Startpunkt ist. Weil es immer gut zu wissen ist, wie die Vergangenheit desjenigen ist, der dir etwas erzählen möchte.

Man sollte als Erkrankter aber nicht zu tief in die eigene Vergangenheit gehen. Man sollte nicht zu oft und zu hartnäckig nach einem «Warum» fragen – und wenn, dann nur in Begleitung oder wenn man sich sicher fühlt. Deshalb werde ich dieses Kapitel auch kurz halten, weil ich mit diesem Teil meiner Vergangenheit abgeschlossen habe. Das ist der einzige Grund, warum ich es überhaupt mit dir teilen kann. Bitte mache dir keine Sorgen um mich und um dich. Es ist alles gut. Hier ist es sicher.

Es begann an einem Donnerstag. Ich ging noch zur Schule, und es wäre Wandertag gewesen. Ich hasste Wandertage, aber ich tat alles, um einer Schulstunde Mathematik zu entfliehen.

Als ich aufstand, waren meine Eltern wie immer schon weg. Das war normal in unserer Gastronomenfamilie. Der Morgen lief ganz gewöhnlich ab – mit nur einem Unterschied: Es klingelte an der Tür. Seltsam. Normalerweise möchte um die Uhrzeit niemand etwas. Ich selbst war noch total übermüdet; wer zum Geier klingelt so früh morgens an der Tür – sind die Leute kaputt?

Ich öffnete die Tür. Unser Pfarrer stand vor der Tür. Er fragte mich, ob meine Eltern zu Hause seien. Ich verneinte.

Dann reichte er mir die Hand und sagte: «Mein herzliches Beileid zum Tod deiner Schwester.»

Der Moment, in dem man erfährt, dass ein geliebter Mensch gestorben ist, fühlt sich taub an. Als stünde man unter einer Glasglocke. Die Welt fühlt sich wie entrückt an.

Später lernte ich, dass dies ein Schutzmechanismus des vegetativen Nervensystems ist. Dein Körper möchte dich vor dem Schock schützen und stellt deshalb auf taub. Ich stand einfach im Flur rum. Es gab nichts zu tun. Eigentlich sollte ich traurig sein, dachte ich. Doch da war einfach nichts.

Sie war im Krankenhaus. Das wusste ich. Mir wurde nicht gesagt, wie schlimm es eigentlich war. Dass es kein Auffahrunfall, sondern ein Lkw war, in den sie frontal gedrängt worden war.

Ihr Hirnstamm war zertrümmert. Meine Schwester war weg, ihr Körper war noch da. Auf einmal stand ich vor ihr im Krankenhaus und sah genau das: ihren Körper. Doch sie war schon lange fort. Wir mussten hoffen, dass der Körper von sich aus beschließen würde, dass seine Dienste nicht mehr gebraucht werden.

Es war Samstag. 25. Dezember 2004. Der Tag, als sie ging.

An dieser Stelle weißt du genug, denke ich. Es gäbe noch mehr, das ich jetzt erzählen könnte. Doch ein bisschen möchte ich mir bewahren. Ich möchte in diesem Buch beschreiben, wie es nach einer Depression weitergeht – dazu muss ich nicht jeden Abgrund meiner Seele ausleuchten. Auch eine wichtige Lektion, die man als Depressiver lernen muss: Man ist etwas wert, und wenn man nicht bereit ist, etwas zu teilen, muss man das nicht. Wichtig für dich zu wissen ist, dass an dem Tag, an dem meine Schwester ging, ein Teil von mir mit ihr die Welt verließ.

Noch einmal: Ich brauche kein Mitleid. Es ist wirklich in Ordnung so. Der Autounfall. Der andere Mensch, der Schuld am Unfall hatte. Es ist in Ordnung. Es ist wichtig, dass man verzeiht und, noch viel wichtiger: vergisst. Und für dieses Buch werde ich es genau so handhaben. Ich will nicht mehr dahin zurück, wo ich mal herkam.

Das war nicht immer so. Den anderen Menschen habe ich gehasst. Ich war erfüllt von Wutfantasien. Dann erfuhr ich, dass dieser Mensch auch im Leid erstickt. Natürlich hatte er Schuldgefühle. Das konnte ich damals nicht sehen, doch heute habe ich nur noch Mitgefühl für diesen Menschen. Ich hoffe, er findet Glück in seinem Leben, und es ist ihm gelungen, die Schuld loszulassen.

Ich war 15. Es hat acht Jahre gedauert, bis ich verstanden

habe, dass es nicht normal ist, nichts zu fühlen. Deshalb wollte ich das mit dir teilen.

Doch warum sind das Vergeben und Vergessen nicht nur Floskeln, sondern ganz wichtige Bestandteile des eigenen Glücks?

Weil ich nicht mehr zurück in die Taubheit will, die mich so lange begleitet hat. Sie fiel mir selbst nicht mal auf! All die Jahre nach dem Tod meiner Schwester war mir nicht klar, dass ich immer noch leide. Deshalb wollte ich diesen Menschen, der den Unfall verursacht hatte, hassen – dabei ist es viel einfacher, ihn zu lieben.

Wenn deine Krankheit vielleicht in Zusammenhang mit einem traumatischen Erlebnis stehen könnte: Schau, ob «Vergeben und Vergessen» vielleicht denkbar ist. Das ist eine sehr persönliche Frage, und ich möchte auf gar keinen Fall unverschämt wirken. Ich weiß ja nicht, was in deinem Leben so los ist. Doch falls dir jemand etwas Wichtiges genommen oder dir etwas angetan hat – vielleicht ist Vergebung eine Option für dich?

Falls nicht: Dann auf gar keinen Fall! Wenn du das Gefühl hast, du würdest den anderen «davonkommen» lassen, kann ich das absolut verstehen, und du hast auch ein Recht auf deine Wut. Wenn du solche Gefühle hast, ist dir etwas angetan worden, was du nicht verdient hast und für das du auch nicht die Schuld trägst.

Es geht bei Vergebung nicht um den anderen Menschen. Der ist vollkommen egal. Es geht um dich und um dein Glück. Ich vergebe diesem Menschen, weil ich bitte wieder ein Leben haben möchte. Weil ich mit Freude spazieren gehen, mit meiner Tochter eine schöne Zeit haben und weil ich nicht ständig mit alten Geschichten beschäftigt sein will.

Und falls du niemandem vergeben möchtest, dann probiere es doch mal mit dir selbst. Das wäre als erster Schritt schon mal fantastisch.

KAPITEL 3: WONACH SUCHEN WIR EIGENTLICH?

Schaust du dich manchmal um und fragst dich: Was soll der ganze Bums hier eigentlich? Jobs, Menschen, Talkshows, Produkte mit Mindesthaltbarkeitsdatum. Wozu das alles? Ich stehe manchmal in der Fußgängerzone und wundere mich: Was zum Geier macht ihr alle hier? Oder im Stau auf der Autobahn: Es kann doch nicht sein, dass alle da hinwollen, wo ich hinwill?

Alle Menschen suchen. Die Frage ist: Wonach?

Depression schleicht sich langsam an dich heran. Man rechnet ja nicht damit. Man denkt, das Leben sei einfach so, es gäbe einfach keinen Grund, sich zu freuen. Glückliche Menschen wirkten auf mich immer suspekt. Leute, die auf die Frage «Wie geht's dir?» mit einem «Richtig gut!» antworten, irritierten mich total, und ich antwortete: «Was ist bitte mit dir verkehrt?» Glück irritierte mich. Meine Frau sagte oft zu mir: «Du musst zufriedener werden.» Zufrieden am Arsch.

Ich dachte, ich hätte eine realistische Sicht auf die Dinge, und meine Frau sei einfach nur naiv. In Wahrheit war ich einfach nur wütend, weil sie etwas gefunden hatte, während ich weiter suchte.

Es war im Jahr 2014. Ich saß im Büro meines damaligen Managers, und wir hatten gerade erfahren, dass mein frisch aufgezeichnetes Solo-Programm nicht im TV ausgestrahlt würde, weil der neue Senderchef alles anders machen wollte als sein Vorgänger. «Wir müssen jetzt noch mal komplett von vorne anfangen. Das wirft uns fünf Jahre zurück», sagte mein Manager. In dem Moment drehte sich alles vor meinen Augen. Ich wusste überhaupt nicht, was los war, versuchte aufzustehen, aber das ging irgendwie nicht. Ich war komplett benommen, als hätte ich innerhalb von drei Sekunden vier Gin Tonics auf einem Rodeo-Bullen geext. Meine Orientierung ging komplett flöten. Ich hatte einen Zusammenbruch.

Vor meinem inneren Auge sah ich wie im Zeitraffer die Jahre harter Arbeit, die unzähligen Fahrten mit der Bahn zu irgendwelchen Kleinkunstbühnen an den entlegensten Orten, Hunderte Abende vor viel zu altem Publikum. Der ständige Blick aufs Konto und die Frage: «Schaff ich diesen Monat noch?» Ich hatte keine Hoffnung mehr, der Traum vom Erfolg löste sich in Luft auf. Diese ganze Arbeit schien völlig für die Katz gewesen zu sein. Diese Anstrengungen, die Mühe – alles völlig umsonst, dachte ich. Ich hatte meinen Geist und meinen Körper die ganze Zeit so angetrieben, war immer auf 180, und es fiel mir nicht mal auf. Ich hatte das Gefühl, das müsse so sein, wenn man es schaffen will.

Es war für mich ein Leben im Lärm. Und irgendwann sagten meine Psyche und mein Körper: Es reicht jetzt. Ab diesem Moment waren die einfachsten Dinge unmöglich für mich. Am nächsten Morgen wachte ich auf und hatte das Gefühl, Obelix säße auf meiner Brust. Hatte ich einen Herzinfarkt? Mit 26! Ich bekam Panik und fuhr ins Krankenhaus, wo ein EKG gemacht wurde – keine Anzeichen eines Infarkts. Dann ein Herzultraschall – keine Anzeichen eines Infarkts. Mein EKG verlief klarer als die Grenze zwischen der Ukraine und Russland. Doch das Problem ist: Fakten kommen nicht gegen Emotionen an. Ich hatte trotzdem jeden Tag Herzangst. Ich konnte nicht mehr in eine Bahn steigen, ohne Herzrasen zu bekommen.

Ich muss aufpassen – wenn ich darüber schreibe, könnte es bei dir eine Panikattacke auslösen. Es fällt einem selbst auf einmal auf, dass das eigene Herz möglicherweise schneller schlägt, als man es sonst kennt. Und sobald es einem auffällt, fängt man an zu grübeln. Schlägt mein Herz immer so schnell? Ist das normal? Ist da irgendwas verkehrt? Oh mein Gott, ich schwitze ja wie ein Schwein! Wie kommt das? Warum muss ich auf einmal schwer atmen? Oh Gott, meine Sicht verschwimmt. Ich glaube, ich habe einen Augeninfarkt! Oder einen Herzinfarkt! Mein Arm ist so schwer! Habe ich einen Arminfarkt!? Und Hunger habe ich auch! Hilfe!

Und fertig ist die Panikattacke. Man kann sich jederzeit mit den richtigen Gedanken sofort in Panik versetzen – es ist ganz einfach! Ein Spaß für die ganze Familie!

Als ich in der Therapie verstand, dass ich mich theoretisch jederzeit selbst in Panik versetzen kann, fragte ich mich natürlich: Ja, geil. Was nützt mir das jetzt bitte? Dass ich jetzt gechillt auf dem Sofa in Panik ausbrechen kann? Bringt mir dieser Skill irgendwas? Ich kann doch bei 'nem Bewerbungsgespräch bei der Frage «Was sind Ihre besonderen Fähigkeiten?» nicht mit «Ich esse sehr schnell Schokolade, und ich kann mich jederzeit in Panik versetzen!» antworten. Nicht mal bei Ferrero hätte ich damit eine Chance.

Irgendwann dämmerte es mir dann doch. Wenn ich mich jederzeit selbst in Panik versetzen konnte, war eine Panikattacke vielleicht nicht genau das? Ein Film in meinem Kopf? Ich war mir unsicher, denn die Todesangst fühlte sich für mich völlig real an. Ein dunkles Gefühl des bevorstehenden Untergangs. Also machte ich mir einen Plan. Ich würde mich auf Herz und Nieren durchchecken lassen. Also machte ich mich noch einmal auf den Weg zum Arzt – und was passierte? Ich bekam wieder Panik! Was wäre, wenn sie was fänden? Oh mein Gott! Da unterm Hals ist auf einmal eine harte Stelle! EIN TUMOR! ICH BIN MIR GANZ SICHER!

Dann machte ich den größten Fehler überhaupt: Ich fing an zu googeln.

Ich möchte an dieser Stelle eines sagen: Wenn du aus

diesem Buch nur eine Sache mitnimmst, dann lass es bitte diesen Rat sein:

Fang. Nicht. An. Zu. Googeln.

Nein. Lass es einfach. Einfach sein lassen.

Dein Kopf ist während einer Panikattacke im «Hilfe, ich sterbe»-Modus. Alles, was du in diesem Moment liest, verstärkt deine Angst nur.

Hab lieber ein bisschen Panik oder rufe, wenn es ganz schlimm ist, direkt den Notarzt.

Ja, auch das habe ich schon ein paarmal gemacht.

Bei einer TV-Aufzeichnung nahm ich ein Stechen in der Brust wahr. Es war nach zwei Sekunden wieder weg, als ob nichts gewesen wäre. War es vielleicht eine Verspannung? Möglich! Ich sitze schließlich jeden Tag vor der Konsole und zocke. Dadurch habe ich die Körperhaltung eines Fragezeichens; könnte es nicht einfach sein, dass ich dadurch eine Verspannung habe, die hin und wieder ein Stechen in der Brust auslöst?

NEIN! Natürlich nicht. Das wäre ja logisch. Aber eine Panikattacke ist nicht logisch – sie geht immer vom Schlimmsten aus. Was tat ich? Natürlich habe ich gegoogelt! Was hat Google ausgespuckt? Eine ganze Liste unterschiedlicher Todesarten. Wunderbar! Und das Beste war: Ich musste mich nicht mal entscheiden! Mein Kopf kann sich nämlich alles gleichzeitig vorstellen! Deshalb hatte ich Aids, einen Tumor und einen Schlaganfall zur selben Zeit. Und das alles nur wegen eines Zuckens in der Brust.

Ich ging kreidebleich zu unserer Redakteurin und sagte: «Mir geht's nicht gut. Ich glaube, ich breche zusammen.»

Ich bin bis heute dankbar dafür, wie geduldig die Menschen mit mir waren. Es wurde nicht lange diskutiert, sondern meine Angst ernst genommen und der Notarzt gerufen. Ich lag auf dem Boden, meine Werte wurden gecheckt – EKG, Blutdruck, ob ich auf einem Bein stehen kann –, alles in Ordnung. Dann der letzte Test: Der Sanitäter wollte mit mir Armdrücken machen. Bei einem Herzinfarkt kommt es nämlich oft vor, dass man kein Gefühl mehr im linken Arm hat. Er machte das auch eher zum Spaß, denn ihm und allen anderen war längst klar, dass ich eine Panikattacke und kein Organleiden hatte. Doch in meinem Kopf war das offensichtlich noch nicht angekommen. Ich fühlte noch immer den nahenden Untergang.

Der Sanitäter meinte, ich atmete etwas zu schnell. Das war mir völlig klar, denn ich stand ja kurz vor dem Exitus. Mit Engelsgeduld versuchte er, mir klarzumachen, dass mir nichts fehlte. Doch die Angst war immer noch da. Dann sagte er einen Satz, der meine Beziehung zu Angst für immer veränderte: «Sie haben keine Angst. Sie machen sich nur sehr viele Sorgen.»

Aus irgendeinem Grund beruhigte mich dieser Satz sofort. Mein Puls ging runter, meine Atmung normalisierte sich. Ich wusste: Er hat recht. Mein Problem war nicht die Angst. Mein Problem war, dass ich mir ständig Sorgen machte und in meinem Kopf «Was-wäre-wenn»-Szenarien durchspielte, aus Sorge, sonst nicht gut darauf vorbereitet zu sein. Dieses ständige Gedankenwälzen war zu meinem normalen Grundrauschen geworden. Mein Geist war permanent beschäftigt. Er war nie ruhig.

Jetzt könntest du natürlich denken: «Was ist jetzt bitte das Problem, Maxi? Du dachtest, du stirbst, und dann doch nicht. Warum sollte mich das interessieren?»

Aus zwei Gründen:

1. Wie wir die Welt erleben, ist für uns zu 100 Prozent real. Unser Gehirn macht keinen Unterschied zwischen Realität und Fantasie. Wenn wir wirklich glauben, dass wir sterben könnten, dann erleben wir genau das: Die Todesangst ist in diesem Moment absolut echt und hat nichts mit den äußeren Umständen zu tun.
2. Wir können eine Panikattacke nicht selbst beenden. Wir müssen warten, bis sie vorübergeht. Wenn eine Attacke passieren soll, dann soll sie passieren. Deshalb fühlt man sich dem so ausgeliefert: Man weiß eben nie, wann der nächste Angriff droht. Das verstärkt die Opferhaltung und vergrößert das Leid. Das Einzige, was uns hilft, ist, besser zu verstehen, was in uns vor sich geht.

An dieser Stelle möchte ich noch mal über den Wert einer Einsicht sprechen. Es gibt viele Therapiemöglichkeiten bei Depression. Es gibt Medikamente. Es gibt unzählige Ratschläge. Doch letztlich gibt es nur eine Frage: Was hilft dir? Was lässt es für dich leichter werden? Was ist für dein Leben relevant und macht für dich ganz konkret einen Unterschied?

Das größte Fachwissen bringt nichts, wenn man es für sich selbst nicht begreifen kann. Und mit «begreifen» meine ich nicht das intellektuelle Verstehen, sondern eine Einsicht. Was ist eine Einsicht?

Wikipedia sagt: **Einsicht** bedeutet in der Alltagssprache, dass Eigenschaften, Zusammenhänge und Beziehungen eines Objektbereiches subjektiv hinreichend genau erkannt, geistig *erfasst* und sachlich richtig begriffen werden.

Achte auf den Satz: «Sachlich richtig begriffen». Das heißt, du verstehst etwas, was vorher schon richtig war. Du siehst eine Wahrheit, die vorher schon existiert hat, ganz unabhängig davon, ob du diese Wahrheit für dich verstehst oder nicht.

Und genau so ging es mir nach diesem Satz des Sanitäters. Ich weiß nicht, warum ich diese Einsicht in jenem Moment hatte – es war einfach so. Einsichten sind etwas sehr Mysteriöses. Man schreitet oft jahrelang durch das Tal in seinem Kopf, und dann, auf einmal, taucht ein neuer Gedanke auf. Man liest einen Satz in einem Buch, man hört in der Bahn ein Gespräch mit, oder ein guter Freund erzählt dir irgendetwas, was auf einer tieferen Bewusstseinsebene mit dir korrespondiert.

Ich als Künstler lebe von Einsichten. Kreatives Arbeiten braucht Momente des Begreifens. Erzwingen kann man das nicht. Du kannst dich nicht hinstellen und sagen «Ich will jetzt eine Einsicht!», als wäre dein Hirn Lieferando. So funktioniert das nicht. Man kann eine Einsicht nicht herstellen, sondern man bekommt sie. Sie findet dich. Das Einzige, was wir tun können: Wir können uns zur Verfügung stellen. Wenn ich eine Schreibblockade habe, bleibe ich trotzdem am Laptop sitzen, lasse meine Gedanken schweifen und warte, bis ich eine neue Idee habe. Wenn man gerade nicht weiß, wie man eine Situation lösen soll, macht man kurz den Kopf frei, wendet sich einer anderen Sache zu und wartet, bis im Geist wieder etwas mehr Platz ist. Und gerade dann, wenn man es am wenigsten erwartet, eröffnet sich eine neue Perspektive, die einem Hoffnung gibt.

Es hilft dir nicht die Therapie. Es hilft dir auch kein Medikament. Es ist deine individuelle Einsicht, die dich wirklich vorwärtsbringt. Etwas, das für dich stimmt, bei dem du sagst: «Ja! Genau so ist es!» Und wenn eine Einsicht lautet: «Ich denke, es wäre echt hilfreich, wenn ich eine Zeit lang Medikamente bekommen könnte» – dann ist genau das der Weg!

Natürlich gilt das nicht für alle Formen von Depression. Viele Menschen erkranken so schwerwiegend, dass sie selbst gar keinen Entschluss mehr fassen können. Sie brauchen dringend intensive Betreuung, und es sollte in diesem Fall auch bitte nicht ein Comedian das letzte Wort haben, sondern ein Arzt. Ich schreibe hier über meine Depression und was mir geholfen hat. Mehr kann ich nicht anbieten.

Deshalb weiter im Text:

Wenn wir grübeln oder uns zu sehr stressen, dann fehlt uns oft genau das: ein frischer Gedanke, der uns die Situation unter einem anderen Licht betrachten lässt.

Das allein hilft jetzt nicht wirklich. Aber es macht einen himmelweiten Unterschied, zu wissen, wonach man eigentlich sucht. Du suchst nicht nach der perfekten Therapie – sondern nach einer neuen Perspektive. Und die ist nicht in der alten zu finden. Sprich: Als ich verstanden habe, dass ich nicht nach neuen «Tricks» suchen muss, sondern nach einer weitergehenden Veränderung, fing ich an, mich danach auszurichten. Auf einmal war meine Depression kein Schicksal mehr, sondern eine Sache, die mich neugierig machte. Um eine Einsicht zu ermöglichen, müssen wir uns an dem orientieren, was wir NOCH NICHT wissen.

Diese Einsichten sind für jeden individuell und nur für dich gültig. Wenn deine Einsicht ist, dass du eine Therapie brauchst, dann mache genau das. Wenn du denkst, dir könnten Medikamente helfen, dann ist das dein Weg. Es ist völlig egal, was du tust: Es geht nicht um die Form deiner Therapie, sondern darum, eine bessere Perspektive zu finden, mit der du besser leben kannst. Deshalb schreibe ich in diesem Buch absolut offen über meine Wahrheit. Du magst mir in vielen Dingen widersprechen, und das ist gut so! Das zeigt dir, wo dein Weg hinführt. Nutze dieses Buch als Chance zu reflektieren. Es ist eine Einladung, ganz speziell für dich – aber keine Bedienungsanleitung.

KAPITEL 4:
LEBEN IM GRAU

Das ist auch wieder so eine Kapitelüberschrift: Wie kann man ein Kapitel bitte «Leben im Grau» nennen? Hört sich an wie die Herbstkollektion von Zara. Es geht mir um die «grauen» Gefühle. Die kennst du bestimmt. Es fühlt sich an, als wäre eine Hüpfburg auf dich draufgefallen. Man sieht deinem Körper keine Schäden an, aber trotzdem fühlst du dich total mitgenommen, als lägst du seit zwei Jahren auf dem Sofa und es liefe ständig «Immer wieder sonntags». Und du guckst es dir tatsächlich an, weil es keine Alternative gibt – und du hasst dich dafür. Du hasst dich dafür, dass du nicht weißt, wie du etwas ändern kannst. Du bist es leid, dass dir das immer wieder passiert. Aber etwas Besseres scheint das Leben nicht für dich vorgesehen zu haben.

Das meine ich mit «Grau». Du steckst in einem ständigen Kreislauf aus Grübeln und Urteilen.

So sahen viele meiner Tage aus.

Unsere Gesellschaft hat eine innige Beziehung zum Grau. Nicht zur Farbe, sondern zum Geisteszustand. Wir fühlen uns gerne grau. Wenn du morgens in der Bahn sitzt und dich umguckst, wirst du sehr viele Menschen mit einem grauen Gefühl sehen. Man grübelt. Man ist angestrengt. Man ist auch ein bisschen sauer. Man hat grundsätzlich keine gute Laune. Die Bahn kam zu spät, der Empfang ist schlecht, und der Sitznachbar stinkt wie alle Bewohner von Mordor zusammen.

Du kennst das doch sicher. Geht mir genauso. Sobald jemand gut drauf ist, geht er mir auf die Nerven. Meine Frau zum Beispiel ist ein Morgenmensch. Sie ist jeden Morgen so elendig gut drauf, und für einen Miesepeter wie mich ist so etwas eine Katastrophe, weil es nach Stress aussieht. Wie kann man morgens bitte so gut drauf sein?

Stört mich die gute Laune? Natürlich. Ich finde eine gesunde Abneigung gegen Menschen, die zu gut drauf sind, sehr ehrenwert. Doch woher kommt diese Abneigung? Halte ich diese Menschen wirklich für naiv? Oder bin ich einfach nur neidisch darauf, dass andere Menschen das Glücklichsein noch nicht verlernt haben?

Wir lieben das Grau. Wenn sich etwas schwer oder stressig anfühlt, geben wir dem automatisch eine Wichtigkeit. Wir vertrauen diesen Gefühlen mehr als unseren engsten Freunden. Wenn wir Stress fühlen, dann muss der Grund dafür etwas Wichtiges sein.

Ein ganz klares Symptom meiner Depression ist das Grübeln. Sobald ich mich morgens nicht entscheiden kann, ob ich aufstehe oder nicht, weiß ich, dass ich in einer depressiven Episode bin. Und dann mache ich immer denselben Fehler: Ich versuche, meinen grauen Gefühlen auf den Grund zu gehen. Ich versuche, herauszufinden, warum es mir so schwerfällt aufzustehen. Dann denke ich über meine Kindheit nach, und mir fällt ein, dass meine Mutter mir schon immer sagte, dass ich faul bin. Meine Lehrer waren der gleichen Meinung, sonst hätte ich bessere Noten geschrieben. Und jetzt, 25 Jahre später, liege ich in meinem Bett und komme nicht raus, weil ich eine faule Sau bin. Ein Versager.

Cool, oder? Das macht unser Kopf mit uns. Die Depression sucht etwas Negatives, aktiviert den Zinseszinseffekt, unsere Verzweiflung wächst exponentiell in die Stratosphäre, und der Gedankenturm ist so unendlich hoch, dass selbst die Menschen aus Babylon neidisch wären. Und dieser Turm lastet auf uns, während wir durchs Tal schreiten. Wir glauben dem Turm.

In meiner Therapie wurde mir das immer klarer: Natürlich habe ich eine Krankheit, aber ich gebe mich dem auch hin! Ich erkannte nicht, dass ich auch andere Optionen habe.

Mein Morgen läuft heute so ab: Ich wache auf und merke, dass heute wieder so ein Tag ist. Ich bin im Bett und möchte einfach nicht aufstehen. Ich denke daran, dass meine Mutter immer gesagt hat, ich sei faul. Ich steige ein bisschen tiefer ins Tal hinab, doch dann merke ich, dass mein Kopf mich wieder in eine Geschichte reinziehen möchte, in die ich nicht will.

Dann stehe ich auf.

Das war's. Mehr ist nicht dahinter. Es ist nur eine Geschichte, die mir mein Kopf gerne erzählt.

Dann gehe ich ins Bad, und mein Kopf sagt mir: Du machst dir nur selbst was vor, Maxi. Du denkst, du hast die Depression jetzt überwunden, aber du weißt ganz genau, dass du ein Hochstapler bist. Jeder wird es merken.

Mir fällt auf, dass es nur eine Geschichte ist. Dann gehe ich duschen.

In der Dusche: Maxi, du bist ganz schön dick geworden. Hast dich zu sehr gehen lassen.

Ich steige aus der Dusche und lasse den Kopf reden. Mein Kopf hat gerade einen schlechten Tag. Ich nicht.

Wer ist diese Stimme überhaupt in meinem Kopf? Wer redet denn hier die ganze Zeit mit mir? Bin das wirklich ich? Liefert mir diese Stimme wirklich genaue Informationen über meine Umwelt, oder ist das einfach nur ein willkürlicher Film? Manchmal läuft Horror, manchmal läuft Comedy, manchmal 'ne Doku. Bin ich das wirklich? Muss ich dem wirklich so viel Raum einräumen?

Kann ich mich nicht einfach depressiv fühlen und trotzdem Sachen machen?

Mein Kopf redet die ganze Zeit. Auch jetzt, während ich diese Zeilen schreibe.

Ich kann handeln, weil ich weiß, dass mein Kopf keine ernst zu nehmende Quelle ist, wenn ich mich schlecht fühle. Sobald ich in solchen Phasen zu sehr über meine Befindlichkeit nachdenke, bin ich verloren. Stattdessen verdonnere ich mich zum Handeln. Ich weiß, es hört sich unmöglich an, doch aus dem depressiven Tal führt nur ein Weg: nach vorne.

Doch an diesem Punkt war ich nicht sofort; es bedurfte einer langen Therapie, bis ich meine Gedanken nicht mehr mir, sondern meiner Krankheit zuschrieb. Vorher dachte ich, diese ganzen Gedanken sagten etwas über mich aus, und ich gab mir die Schuld dafür. Heute weiß ich: Mein Denken ist fast so wie meine Verdauung. Es läuft ziemlich automatisch ab, und manchmal esse ich etwas Verkehrtes, dann geht es mir richtig dreckig, mir wird übel, aber nach einiger Zeit geht es wieder. Genauso ist es mit unserem Denken.

Wir denken den ganzen Tag; beobachte das mal. Ständig erzählt dir dein Kopf irgendetwas. Es ist schon spannend, sich mal beim Denken zuzugucken. Leg mal das Buch weg und beobachte 60 Sekunden lang, wo dein Kopf überall hinwandert. In einer depressiven Episode kommen meine Gedanken ganz schnell, und sie stressen mich richtig. Ich fühle mich angespannt und gleichzeitig völlig kraftlos. Ich denke wahnsinnig viel und komme doch auf keine Lösung. Ich befinde mich im Grauen.

Als ich durch eine Therapie lernte, dass meine Gedanken einen gewaltigen Zufallsfaktor haben, begann ich genauer hinzuschauen, was mein Kopf eigentlich den ganzen Tag so macht. Vorher identifizierte ich mich komplett mit meiner Gedankenwelt; ich glaubte jeden meiner Gedanken. Das war alles ich.

Als ich mich etwas entspannte und nicht «aktiv» dachte, sondern passiv beobachtete, merkte ich, dass mein Denken auch komplett ohne mich stattfinden kann. Probier das mal. Guck deinen Gedanken zu. Schau deinem Kopf zu, was er so macht, wenn du nicht die Kontrolle übernimmst. Irgendwann hatte ich die Erkenntnis, dass ich nicht selbst denke, sondern gedacht werde.

Diese Erkenntnis beschäftigt mich auch heute noch. Ich selbst schreibe dieses Buch nicht, sondern ich sehe dabei zu, wie es geschrieben wird. Natürlich bewegen sich meine Finger über die Tastatur, und es sind auch meine Gedanken, die du hier liest – doch ich schreibe das nicht «aktiv». Ich lasse es geschehen. Die Sätze formulieren sich von selbst. Ich bin nicht der Ausführende, ich bin der Zeuge.

Man nennt diesen Zeugen auch «den Beobachter». Denn wenn du nicht deine Gedanken denkst, wo bist du dann? Wo ist diese Instanz, die deine Gefühle, deine Gedanken, deine Ängste, deine Sorgen, deine Freude, deine Liebe wahrnimmt? Wer nimmt wahr, dass du gerade diese Zeilen liest? Wer nimmt die Meinung wahr, die du dir über dieses Buch bildest? Wer liest hier eigentlich gerade? Bist du das wirklich?

Unsere Gedanken und Gefühle ändern sich permanent. Nichts bleibt stabil – alles ist im Wandel. Heute Morgen hatte ich keinen Bock, irgendetwas zu schreiben, und jetzt sitze ich hier schon seit zwei Stunden und habe riesigen Spaß, denn ich möchte sehen, was mein Gehirn als Nächstes produziert.

Auch das ist ein wichtiger Schritt auf dem Weg aus der Depression: sich selbst nicht mehr als Baustelle zu begreifen, sondern irgendwann den Frieden mit sich zu finden. Damit möchte ich nicht sagen, dass ich wie Jesus völlig gechillt durch den Tag gehe und alles in Ordnung ist. Ich habe auch heute noch depressive Phasen! Doch ich weiß: Es sind temporäre Gedanken, die früher oder später auch wieder weiterziehen werden. Und als ich oft genug erlebt hatte, dass sie definitiv weiterziehen werden, wenn ich mich nicht zu sehr mit ihnen beschäftigte, vergingen sie mit der Zeit immer schneller. Die Episoden wurden kürzer. Irgendwann wurden aus verlorenen Wochen nur noch verlorene Nachmittage, und irgendwann wurden aus verlorenen Nachmittagen nur ein paar verlorene Stunden. Und irgendwann war es einfach nur noch eine Laune.

Wie ich das gemacht habe? Ich kann es dir nicht genau sagen, denn ich habe es nicht «aktiv» getan. Ich habe die Beziehung zu der Kraft hinter den Gedanken geschärft. Ich habe mir immer wieder beim Denken zugeschaut und mich gefragt: Bin ich das wirklich? Diese Stimme, die im Kopf für mich spricht, bin das wirklich ich? Und ich habe wunderbare Dinge sehen dürfen – sie wurden mir offenbart. Es ist ein Schritt, den jeder selbst gehen muss. Ich kann dir leider keine Technik an die Hand geben; du musst selbst einen Blick riskieren und sehen, was es zu sehen gibt.

Das Problem ist: Wir vertrauen dem Grau zu sehr. Wir denken, durch unser ewiges Grübeln kämen wir auf eine Antwort – «Grübelzwang» ist tatsächlich eine Diagnose. Als ich selbst unter solch einem Zwang litt, wünschte ich mir, dass doch bitte andere Menschen, die ich für komplette Vollidioten halte, doch bitte auch unter einem Grübelzwang leiden.

Warum muss ich über jede Sache hundertmal nachdenken, während andere einfach machen? Das Missverständnis, dem ich verfiel: Ich musste gar nichts. Das ewige Grübeln war ein Symptom meiner Depression, nicht meines Charakters. Als ich das erkannte, wurde ich skeptisch: Musste ich wirklich so lange nachdenken, bevor ich etwas machte?

Musste ich wirklich warten, bis ich die richtige «Laune» hatte, um etwas zu tun? Oder konnte ich einfach anfangen? Für Menschen, die noch nie an so etwas gelitten haben, mag das absurd klingen. Aber Depression ist eine Krankheit, die die alltäglichsten Handlungen wie die Prüfungen des Zeus erscheinen lassen kann. Wie schafft sie das? Indem sie uns im Grauen hält. Im Ungewissen. In diesen ewigen Geschichten von «Ich weiß nicht, wie ich das machen soll». Doch es geht nur mit einem beherzten Schritt nach vorne.

Das Grau überfiel mich oft – als ich zum Beispiel meine ersten TV-Auftritte bekam, war es am schlimmsten.

Wenn man als Comedian das Publikum nicht auf seine Seite bekommt, nennt man das in der Comedy-Welt «bomben». Wenn niemand lacht, dann hat man gebombt. Und ich sage mal so: Bei diesem Auftritt in Köln habe ich härter gebombt, als es die Royal Air Force jemals konnte.

Der Auftritt war eine solche Katastrophe, dass Menschen

aus dem Publikum sich bei mir entschuldigten, dass es so furchtbar war. Das ist das Schlimmste für einen Comedian: Mitleid. Ich werde lieber mit Waffengewalt von der Bühne vertrieben, als dass Menschen Mitleid mit mir haben.

Danach fiel ich in ein noch tieferes Loch. Das Team redete mir danach noch gut zu, aber jeder wusste, was Phase ist. Nachdem man gebombt hat oder, wie man in der deutschen Szene auch gerne sagt, «verreckt» ist, wird man von den Kollegen angeschaut, als hätte man gerade eine schlimme Diagnose bekommen. Niemand schaut dir wirklich in die Augen. Du bist ein Aussätziger. Du hast es halt nicht gebracht. Man hat dir das Scheinwerferlicht überlassen – und es hat sich als Fehler rausgestellt.

Es gibt Berufe, die haben ein hohes Risiko. Herzchirurgen zum Beispiel oder Bauarbeiter, die in 3000 Metern Höhe an einem Hochhaus ein Kabel anbringen. Das sind Jobs, zu denen das Risiko einfach gehört.

Bei Comedians ist das ähnlich. Klar: Wenn ein Auftritt nicht klappt, stirbt niemand. Aber es gibt eine Regel in Deutschland: Wenn man Menschen fragt, werden sie wahrscheinlich sagen, dass sie Comedy eher nicht so gut finden. Doch was sie absolut verachten und hassen, ist Comedy, die sie selbst nicht witzig finden. Ich weiß nicht, was es ist, aber wenn Menschen dich nicht witzig finden, dann können sie nicht einfach weiter ihr Leben leben. Nein: Sie müssen dir deutlich sagen, dass du es bitte einfach lassen sollst, denn du kannst es nicht, und du wirst es auch nie können, und es gibt da diesen amerikanischen Comedian, der ist viel geiler, und da wirst du auch nie hinkommen, also geh einfach weg.

Als Mann habe ich noch Glück; frag mal, was meine weiblichen Kollegen sich anhören müssen.

Durch eine gute Therapie und Geduld im Umgang mit mir selbst ist vor einem Auftritt natürlich Anspannung, aber es überwiegt die Freude. Die Lust, meine Projekte anzugehen, ist größer als die Furcht davor. Und das hat mir geholfen, aus dem «Grau» ins Bunte zu kommen, selbst an der größten Herausforderung Freude zu haben.

Und ich rede jetzt nicht nur von großen Auftritten: In meinen schlimmsten depressivsten Momenten war Duschen eine gigantische Herausforderung für mich. Die einfachsten Sachen waren für mich nicht machbar. Ich hatte permanent Herzrasen, Panikattacken und sagte meiner Freundin (heute Frau) mehrmals, dass ich mich umbringen werde. Das ist die schlimmste Form von Grau. Du siehst keinen Weg mehr. Was hat mir dabei geholfen, da herauszufinden – und so etwas wie das TV-Desaster zu überstehen?

Dieser schlimme Auftritt liegt jetzt schon ein paar Jahre zurück. Ich erzählte meinem Therapeuten davon und sagte ihm, dass ich mir bis heute Vorwürfe mache und mich schäme.

Es ist schon krass, wie lange man solche Erlebnisse mit sich rumschleppt. Hast du auch solche Erinnerungen, die immer mal wieder hochkommen und dich zusammenzucken lassen? Du wirst morgens wach und denkst: «Fuck, ich verpasse Bio!», und dann fällt dir auf, dass du Mitte 30 bist und nicht mehr zur Schule gehst? Wenn du das nur hin und wieder erlebst, ist alles okay. Ich hatte das STÄNDIG!

Mein Leben war ein einziges schlechtes Gewissen, ich machte mir permanent Vorwürfe.

Solche Momente scheinen irgendwo im Bewusstsein eingefroren zu sein, so wie Han Solo in Karbonit. Und diese «Erinnerungsblöcke» werden uns immer wieder vor unseren Wahrnehmungsprojektor geschoben und werfen einen riesigen Schatten auf unseren Film. Alles, was wir im Jetzt erleben, ist durchfärbt von dem dumpfen Grau unserer Erinnerungen.

Immer, wenn wir etwas als schlimm empfinden, wenn wir großen Schmerz erleiden, kommt die Depression wie ein Kopfgeldjäger aus «Star Wars», friert die Erinnerung ein und speichert sie im Unterbewusstsein. Dann holt sich die Depression ihr Kopfgeld von uns, denn wir bezahlen sie, indem wir diese Erinnerungen für voll nehmen. Wir denken daran – die Depression tanzt zu der Musik der Kantinenband auf Mos Eisley.

Sorry, das waren jetzt sehr viele Star-Wars-Referenzen, aber ich stehe einfach darauf. Also: Wie habe ich gelernt, damit umzugehen? Wie gesagt, das ist kein allgemeingültiges Rezept. Es ist nur meine Erfahrung. Mir hat es sehr geholfen, dass der Therapeut immer wieder auf meine innere Gesundheit verwiesen hat. Er gab mir unmissverständlich zu verstehen, dass ich die innere Kraft habe, das zu meistern. Ich muss aber in die Verantwortung gehen. Ich kann mich nicht ständig in den Dreck werfen und mich in meinen Erinnerungen suhlen.

Wir können unsere Gedanken herausfordern. Wir können uns eine Erinnerung ansehen und herausfordern. Ich nahm mir die Erinnerung an den TV-Auftritt und fragte mich: Was sagt das über mich? Ist das immer noch so? Und stimmt das überhaupt?

Wir können das mit jedem Gedanken machen, und auch mit jeder Erinnerung. Wir müssen nicht jeden Quatsch glauben, der uns durch den Kopf schießt. Wir können die Gedanken, die uns nach unten ziehen, packen und herausfordern. Wie viel Wahrheit steckt tatsächlich dahinter?

Diese Möglichkeit bietet sich immer, aber das heißt nicht, dass danach alles super für mich war. Es gibt immer noch Gedanken, die ich nicht als «Gedanken» erkenne, sondern als Realität verkenne. Ich laufe immer noch mit Irrtümern in meinem Kopf herum, und ich werde sie wahrscheinlich bis an mein Lebensende nicht auflösen. Doch es ist schön zu wissen, dass zumindest die Möglichkeit besteht. Und damit schließen wir den Kreis zum Thema Hoffnung. Es reicht schon, zu wissen, dass eine Möglichkeit besteht, dass die Dinge sich ändern können. Dass man nicht mit einer bestimmten Version seiner selbst feststeckt, sondern immer die Möglichkeit hat, sich seiner Identität als Denker bewusst zu werden.

Als ich in der Therapie dieses Werkzeug erhielt, bearbeitete ich viele große Fragen mit dieser Technik, und sie hilft mir bis heute, wenn ich im Tal bin. Sie hilft mir, mit dem Grau fertig zu werden. Auch wenn sich mein Gefühl nicht sofort ändert – es reicht oft schon, dass ich solche alten Realitäten von mir abstoßen kann, um nach vorne zu blicken.

Und wenn der Blick nach vorne geht, wächst auch das

gute Gefühl. Und die Antworten, die du auf diese Fragen findest, müssen nur dir selbst genügen. Es reicht, wenn du für dich eine Antwort findest. Es wird danach keinen Test geben, bei dem überprüft wird, ob deine Antworten richtig sind. Es reicht, wenn sie dir reichen.

Dann verliert die Erinnerung ihren kalten Griff, und ein Stück deiner Vergangenheit hat keine Kontrolle mehr über dich. Du hast wieder Raum im Hier und Jetzt. Dir fallen auf einmal die Gesänge der Vögel wieder auf. Die Blumen auf der Wiese. Die Wolken am Himmel. Und du verstehst, dass alles, was du brauchst, jederzeit vor deiner Nase ist.

Absolut niemand kommt perfekt durchs Leben. Es sind unsere Umwege, die es spannend machen.

KAPITEL 5: DIE «WARUM ICH?»-WOLKE UND EIN WEG DARAUS

Jetzt ist wieder so ein Moment, in dem ich mich ganz ehrlich frage: Warum ist das alles so schwer für mich? Wieso fühlt sich dieser einfache Tagesablauf so an, als hätte ich Beton an den Füßen und Blei an den Händen?

Es ist die gefährliche «Warum ich?»-Wolke, die sich gerade in meinem Kopf breitmacht. Wenn es einen Wetterbericht gäbe, der die Aktivität deines Gehirns in Trends ausdrücken würde, dann wäre die «Warum ich?»-Wolke ein schwarzes Loch, das über das Land hereinbricht.

Die «Warum ich?»-Wolke verspricht verregnete Tage, obwohl draußen die Sonne scheint. Der Volksmund nennt so etwas einfach Selbstmitleid.

Von außen wirkt es, als ob man jammern würde, weil es oft um ganz banale Sachen geht.

«Warum kann ich nicht einfach aufstehen und Sport machen?»

«Warum tue ich mich so schwer, mit anderen in Gespräch zu kommen?»

«Warum meldet sich niemand an meinem Geburtstag?»

«Wieso werde ich immer übersehen?»

Das sind klassische Fragen, die man sich in der «Warum ich?»-Wolke stellt. Die komplette Aufmerksamkeit ist nach innen gerichtet, und man ist ständig damit beschäftigt, Argumente für die eigene Wertlosigkeit zu finden.

Die «Warum ich?»-Wolke hat allerdings nur eine Chance, weil wir insgeheim tatsächlich glauben, irgendwas sei mit uns nicht in Ordnung. Erst wenn wir unsere Fehler komplett ausgebeult haben, dürfen wir uns zufrieden fühlen.

Ich dachte auch, dass ich erst meine Depression heilen muss, bevor es mir wieder gut gehen darf – denn ich war ja «kaputt», und kaputten Menschen darf es nicht gut gehen. Auch das ist schlicht und ergreifend ein Missverständnis.

Natürlich habe ich depressive Episoden. Da hat die Therapie nix dran geändert. Genauso wie ich ständig Zweifel habe, Existenzängste und das Hochstapler-Syndrom. Aber was hilft es? Ich kenne die «Warum ich?»-Wolke mittlerweile ziemlich gut. Wenn man als Depressiver wartet, bis alles gut ist, wird man nie auf den grünen Zweig kommen.

Deine Tiefs werden nicht verschwinden. Sie werden nur leichter. Zum Beispiel liege ich jetzt im Bett und tippe das hier auf meinem Handy. Vorhin saß ich noch am Laptop vor einer weißen Seite und habe mich so sehr dafür gehasst, dass ich einfach nichts zu Papier bringe. Ich druckste eine Stunde lang herum, fing immer wieder an, löschte alles und begann noch mal von vorne. Dann musste ich noch etwas für meine Eltern organisieren, auf die Kleine aufpassen, dann fiel mir wieder ein, dass Lauterbach für den Herbst neue Corona-Maßnahmen ankündigen und das wahrscheinlich meine Karriere killen würde, und zack, war sie da:

«Warum ist das alles so schwer für mich?»

Da war sie, die «Warum ich?»-Wolke. Der Kopf ist voll mit allem, und nichts davon ist hilfreich. Diese Wolke besucht mich ungefähr jede Stunde mindestens einmal. Wenn sie da ist, kann ich nichts machen. Es ist, als gucktest du eine schlechte Daily Soap, aber du hast die Fernbedienung verloren und bist gezwungen, das ganze Drama bis zum Ende zu verfolgen.

Bevor ich therapiert war, lebte ich jahrelang in dieser Wolke, ohne sie zu hinterfragen. Ich dachte, das sei einfach so. Und natürlich gibt es Selbstmitleid oder Narzissmus, was man mit der «Warum ich?»-Wolke verwechseln könnte. Allerdings gibt es einen großen Unterschied: Das Selbstmitleid mündet irgendwann in positiven Gefühlen und hat oft den Zweck, Lob von anderen zu bekommen, nach dem Motto «Ich kasteie mich so lange, bis du sagst, dass ich ein schönes T-Shirt anhabe!»

Bei der «Warum ich?»-Wolke ist das nicht so. Man ist mit Analysieren und Nachdenken beschäftigt, alles wirkt superschwer. Es dauert auch viel länger als sonst. Dann kommt der nächste Gedanke:

«Wenn ich nicht so wäre, wie ich bin, dann wäre das alles viel einfacher.»

Dann krempelt man die Ärmel hoch und beginnt, an sich herumzunörgeln. Das beginnt so subtil, dass es mir selbst ganz oft erst auffällt, wenn es zu spät ist. Beim Einkaufen:

Ich habe alle Sachen in meinem Korb und stehe an der Kasse. Dann geht der Stress in meinem Kopf los: Brauche ich eine Einkaufstüte oder zwei?

Das ist die banalste Frage, aber sie wirkt auf mich wie eine Abiprüfung. Also wäge ich ab, überlege hin und her und versuche abzuschätzen, wie ich die einzelnen Produkte in der jeweiligen Tüte tetrismäßig schichte, um den Platz optimal auszunutzen. Das beschäftigt mich tatsächlich so sehr, dass ich viel zu spät bemerke, dass ich Sahne vergessen habe. Dann bin ich so überfordert, dass ich zur Sicherheit DREI Tüten aufs Band lege und mich in Grund und Boden schäme. «Was die jetzt wohl alle denken.» An der Kasse fragte der Kassierer, ob ich Punkte sammle, und ich schwitze, obwohl die Antwort darauf immer Nein sein wird. Trotzdem grüble ich jedes Mal, ob ich nicht doch Punkte sammeln sollte. Dann rege ich mich darüber auf, dass diese widerliche Punktemafia so gerissen ist, dass sie es trotzdem immer wieder schafft, dass ich darüber nachdenke.

Denn mit jedem Einkauf entgeht mir etwas, und wäre es nicht schlau, das zu nutzen? Dann denke ich darüber nach, wie oft ich schon eingekauft habe, ohne Punkte zu sammeln. Ich verlasse den Supermarkt mit der Gewissheit, dass ich der größte Fehler von allen bin, und stelle mir die Frage: «Warum bin ich so dumm? Wieso fallen mir die einfachsten Dinge so schwer?»

Was man in der «Warum ich?»-Wolke übersieht, ist, dass man so tut, als wäre man der einzige Mensch auf der Welt, der solche Probleme hat. Das ist der Grundtenor der Wolke, und man ist fest davon überzeugt, man selbst sei das Problem.

Und ganz ehrlich: Manchmal ist man auch das Problem. Manchmal ist man eben das fünfte Rad am Wagen. Deshalb ist der fließende Übergang zur Depression oft nicht einfach zu erkennen. Die «Warum Ich?»-Wolke ist für viele Menschen ein Besucher, der ab und zu mal vorbeischaut und schlechte Stimmung verbreitet. Doch für Depressive ist sie ein unhöflicher Mitbewohner, der dauernd den Kühlschrank leer frisst.

Ein zweites Merkmal für eine Erkrankung ist, dass die «Warum ich?»-Wolke für Depressive unsichtbar ist. Mir ist selbst nie aufgefallen, dass ich den ganzen Tag solche selbstbezogenen Gedanken wälzte. Wenn ich morgens nicht aus dem Bett kam, dachte ich ewig darüber nach, warum ich nicht aus dem Bett kam. Dann suchte ich Gründe in meiner Kindheit, in meinem Charakter. Manchmal zog ich sogar Astrologie zurate. Wenn Menschen nicht wissen, dass sie erkrankt sind, stellen sie die seltsamsten Dinge an.

Dominik, mein damaliger Nachbar in Köln-Kalk, litt so stark unter Depressionen, dass er überprüfen ließ, ob unter seinem Schlafzimmer eine Wasserader verläuft. Er bestellte einen sogenannten «Wünschelrutengänger», und nein, das ist kein Witz. Sein Name war Friedrich, und seine Visitenkarte habe ich leider verloren. Das bereue ich bis heute, denn ich würde ihn gerne als Aprilscherz zu einem Freund schicken.

Doch mein damaliger Nachbar Dominik meinte das absolut ernst. Er wollte unbedingt wissen, was mit ihm nicht stimmt, dass er anfällig für solche Praktiken wurde. Auch das ist perfide an einer Depression. Die Krankheit ist für Betroffene ohne Aufklärung unsichtbar. Alles, was sie spüren, ist der Schmerz. Jemand, der zu solchen Methoden greift, ist für mich kein Idiot, sondern sucht nach Linderung.

Mehr wollte Dominik nicht. Er wollte einfach nur, dass es aufhört. Ich kann ihn so gut verstehen. Und ganz ehrlich? Ich war so neugierig auf Friedrich, weil ich insgeheim dachte, dass vielleicht was dran sein könnte. Wenn es Dominik danach viel besser gegangen wäre – ich hätte Friedrich sofort angerufen. Und wer weiß: Hätte er eine Wasserader unter meinem Bett gefunden, wäre ich vielleicht sogar umgezogen.

Friedrich fand schließlich etwas! Unter dem Bett von Dominik und seiner Freundin verlief eine ganz dicke Wasserader! Ein Fund! Heureka! Die beiden begannen sofort mit dem Umräumen. Sie waren euphorisch! Wobei ich mich schon fragte, wie man im dritten Stock eine Wasserader finden konnte. Zwei Tage nach der Umräumaktion traf ich Dominik auf dem Weg zur Bahn. Es gehe ihm viel besser, meinte er, und das sah man ihm auch an. Seine Augen waren klarer, und er grinste über beide Ohren.

Doch Depression ist tückisch. Wenn eine Veränderung im Leben eintritt, die von großen Emotionen begleitet wird, kann es den Anschein haben, als wäre sie verschwunden. Das kann alles Mögliche sein, man muss das Ereignis nur selbst als «wichtig» anerkennen.

Dominik dachte, das Verschieben des Bettes brächte Besserung.

Er war überzeugt davon, dass das verschobene Bett ihm wirklich was brächte. Doch warum glauben Menschen so etwas? Weil sie in der Regel schon alles andere versucht haben. Dominik ist da kein Vorwurf zu machen. Ich wusste leider auch nicht, was los war. Ich hatte selbst noch keine Ahnung, dass ich erkrankt war. Wie sollte ich es in anderen erkennen?

Deshalb finde ich es wichtig, dass wir unseren Blick für diese Krankheit schärfen. Dass Nichtbetroffene wissen, was Depression ist, und was man tun sollte. Damit wir uns gegenseitig helfen können und uns nicht ständig mit zu großen Erwartungen gegenüberstehen. Deshalb hier ein paar grundsätzliche Ansagen, die jedem Nichtbetroffenen helfen, eine depressive Episode abzufedern. Bitte versteht, dass das nur MEINE Punkte sind. Ein Buch eines Comedians kann Depression nicht heilen. Ich möchte nur beschreiben, wie es für mich aussieht und was meine Werkzeuge sind.

Wenn der Erkrankte es anders machen könnte,
würde er es tun.

Niemand hat freiwillig Depressionen. Keiner holt sich selbst die Dunkelheit in seine Seele. Genauso wenig, wie man sich freiwillig ein Bein bricht.

Depression ist keine Entscheidung.

Du stehst morgens nicht vor dem Spiegel und denkst: «Weißte was, heute schieb ich einfach mal 'ne existenzielle Krise!» Das ist einfach Blödsinn, der leider von vielen geglaubt wird. In einer Leistungsgesellschaft wird uns erzählt, dass wir für alles selbst verantwortlich sind, also warum hängen wir jetzt faul herum? Wir müssen «funktionieren», auch im Freundeskreis und in der Familie. Da hat man gute Laune zu haben, oder zumindest muss man grimmig am Tisch sitzen, während man gefragt wird, ob man nicht noch eine dritte Roulade möchte.

Familienausflüge, in den Club gehen, Silvester, Ostern – es findet ständig irgendwas statt. Und auf einmal fällt einem kein Grund mehr ein, warum man aufstehen sollte. Man liegt bleischwer im Bett und kommt nicht hoch. Freunde und Bekannte sagen: «Stell dich nicht so an!», und meinen es eigentlich nur gut. Sie denken, du hast eine Wahl. Doch du kannst nicht anders.

Wenn der Depressive anders könnte, dann würde er.

Wenn der Angehörige anders könnte, dann würde er.

In diesem Moment sind Stress, Wut und Angst die falschen Ratgeber.

Jede Episode birgt die Chance,
die Liebe neu zu entdecken.

Okay, ich gebe zu, das hört sich richtig kitschig an. Als wäre der Spruch direkt von einer Instagram-Kachel geklaut. Ich meine das aber durchaus ernst. Meine Frau und ich praktizieren das radikal. Als ich meine Tiefs hatte, haben meine Frau und ich gar nicht mehr lang darüber gesprochen. Uns war klar: Wenn wir es anders könnten, wir würden es sofort ändern. Doch es geht nicht. Die Depression nahm mitten in unserem Leben Platz und ging erst wieder, wenn sie wollte. Dieser Moment des Akzeptierens öffnet die Chance, in sich die Liebe für den anderen und zu sich selbst zu finden. Meine Frau und ich wussten: Wenn ich die Krankheit verhindern könnte, würde ich es sofort tun. Doch es geht eben nicht. Meine Frau lässt in diesem Moment Barmherzigkeit für mich walten, gepaart mit der Gewissheit, dass in mir die Stärke existiert, damit fertig zu werden.

Ich habe in diesem Moment einen anderen Job. Ich darf den Diktator im Kopf nicht zu laut werden lassen. Denn natürlich möchte ich keine Depression haben. Selbstverständlich habe ich alles versucht, um sie zu heilen. Natürlich bin ich jeden Pfad abgelaufen, den es gibt. Bis jetzt gibt es nur einen Weg, der mir wirklich geholfen hat: mich selbst nicht zu verurteilen. So wie jemand mit Diabetes damit umgehen muss, so habe auch ich meine Konstitution, um die ich mich kümmern muss. Das erlaubt mir, dass ich meine Krankheit nicht als ein «persönliches» Versagen sehe, sondern eher als Umstand, mit dem ich arbeiten muss. Weg vom Persönlichen und hin zum Allgemeinen.

Ich bin nicht allein.

Das ist auch der Grund, warum ich dieses Buch schreibe. Das Wissen, dass jeder Mensch mit dieser Krankheit so reagieren würde wie ich in jenen Momenten, gibt mir Seelenfrieden. Es spricht mich davon frei, alles schaffen zu müssen, und erlaubt mir, auch einfach mal fünfe gerade sein zu lassen. Jeder Mensch mit dieser Krankheit kennt diese Herausforderungen. Jeder würde gerne mit einem Fingerschnippen die Episode beenden. Jeder denkt, er ist am Ende und das Leben nicht mehr lebenswert. Diese Erkenntnis hilft mir. Ich bin nicht der Einzige im Tal; sehr viele Menschen wandern gemeinsam mit mir hindurch. Das macht es mir leichter, zu sehen, dass ich nicht unbedingt etwas «falsch» gemacht habe, sondern dass meine Reise eben auch durch Täler geht. Das sorgt zwar nicht dafür, dass es mir sofort besser geht – doch ich spüre, wie ein Stück Leichtigkeit zurückkehrt.

Das waren meine vier Punkte. Alle Werkzeuge sehen unterschiedlich und für jeden Erkrankten anders aus. Ich habe mir meine Werkzeuge mithilfe einer Therapie erarbeitet, und sie leisten mir bis heute gute Dienste. Ich kann danach zumindest aufstehen und sehr rudimentäre Dinge tun. Ich kann die Wäsche machen, manchmal sogar bügeln. Doch kreatives Arbeiten geht in diesen Momenten gar nicht. Doch das ist okay. Ich muss nicht geheilt werden. Das erwarte ich nicht. Mir reicht es vollkommen, wenn ich meine Täler mit Würde durchschreiten kann.

Das ist aber nur meine Perspektive. Wie sieht es bei dir aus? Deine Lebenssituation ist völlig anders. Mit vielen Dingen, über die ich schreibe, kannst du mit großer Gewissheit gar nichts anfangen. Das ist völlig in Ordnung und auch richtig, denn jeder Mensch ist individuell und braucht eigene Werkzeuge.

Wie könnten deine Werkzeuge aussehen? Was würde dir in einem solchen Moment Stärke verleihen? Es gibt da kein Richtig oder Falsch; es lohnt sich, diese Frage in einer ruhigen Phase sich selbst zu stellen: «Was hilft mir?», und dann einfach mal den Geist sprechen lassen.

Danach ist man nicht geheilt, und ich möchte auf gar keinen Fall so tun, als wäre danach alles tutti. Doch ist es nicht schön, mit so einer Krankheit ein bisschen Selbstbestimmung zu erfahren? Mir tut es gut, dass ich zwar nicht wirklich beeinflussen kann, wie schlimm der Ausbruch gerade wird; aber ich kann mitreden, wie hart ich mich dafür bestrafe. Es gibt Tage, da kriege ich es einfach nicht hin, und das ist auch okay. Ich fühle oft einfach nichts. Und dafür muss ich mich nicht triezen. Ich bin fest davon überzeugt, dass die Welt untergehen wird, aber so what? Jeder Depressive hat solche Gedanken, dafür muss ich mich nicht auch noch bestrafen, und das solltest du auch nicht tun. Wir machen das nicht mit Absicht. Wir geben immer unser Bestes.

Depression ist keine «Launekrankheit». Ganz und gar nicht! Ich glaube in meinem Fall nicht, dass ein Leben ohne Depression möglich ist – aber mit.

Mir gibt das Kraft. Es tut mir leid, dass ich in diesem Buch keinen Zaubertrick präsentieren kann; ich glaube, das ist bei dieser Krankheit nicht drin. Aber du bist nicht allein. Das ist, was ich mit Bestimmtheit sagen kann. Du bist nicht allein, du bist nicht schuld, und du bist auch nicht so schlimm, wie du gerade denkst.

Dominik konnte nicht erkennen, dass er in der «Warum ich?»-Wolke steckte. Sowohl er als auch ich wussten nicht, dass es sich um Depression handelte. Wenn ich damals gewusst hätte, was ich heute weiß, hätte ich ihm gesagt: «Du bist nicht allein.»

Mehr braucht es gar nicht.

Depression kapert unsere Aufmerksamkeit und richtet sie wie einen Scheinwerfer auf uns selbst. Wir sind das Einzige, was wir sehen können. Auf unser Umfeld wirken wir selbstbezogen, besessen von unserem Leid. Ständig dreht sich alles nur um uns. Wir wissen es nicht besser – wir denken so viel über uns nach, weil wir glauben, wir seien das Problem.

Wir sind aber nicht das Problem. Du bist nicht das Problem.

Depression ist das Problem.

Das weiß ich heute.

KAPITEL 6:
DER SCHWARZE HUND

Es ist 5 Uhr 25. Ich sitze im ICE von Köln nach Berlin und bin so hoffnungslos übermüdet, dass ich nicht weiß, ob ich diese Zeilen gerade wirklich tippe oder sie träume. Frühaufstehen ist das Waterboarding der modernen Leistungsgesellschaft. 5 Uhr 25 Abfahrt. Das bedeutet, ich musste um 4 Uhr aufstehen. Leider kann ich oft superschwer einschlafen, weil mein Kopf so laut ist. Immer wenn ich zur Ruhe kommen möchte, sagt mein Gehirn: «Ach? Du hast kurz Zeit? Top! Dann lass uns doch mal über deine großen Fehler im Leben nachdenken! Und wenn wir damit fertig sind, machen wir uns noch ausgiebig Gedanken darüber, was in Zukunft noch alles schiefgehen wird! Deal?»

Deal.

Man kann auch nichts dagegen tun. Du kannst nicht «nicht» denken. Ständig wird da oben ohne Ziel vor sich hingedacht.

Es gibt Comedy-Kollegen, die mir erzählen, dass sie auf der Bühne in einem «Flow»-Zustand sind und ganz im Moment aufgehen. Meiner Meinung nach sind die alle betrunken. Ich konnte das nie nachvollziehen. Flow war für mich einfach nur die englische Aussprache des Vornamens Flo.

«Ich denke, also bin ich», sagte René Descartes und war damit wahrscheinlich nicht der größte Hit auf Partys. Dichter müssen alle depressiv gewesen sein. Wie kann man bitte aufs Denken stolz sein? Denken ist für mich eine auferlegte Qual. Es laugt so sehr aus, dass ich mich ständig fühle wie ein iPhone im Batteriesparmodus.

Fantasie ist für manche ein toller Weg, um dem Alltag zu entfliehen; ihr haben wir die größten Kunstwerke zu verdanken. Doch der Depressive hat keine Fantasie. Sie wird von der Krankheit missbraucht, um im Kopf eine noch beschissenere Version der Realität zu kreieren. Jetzt könnte man davon ausgehen, dass das für einen Comedian doch super ist – der muss sich doch über alles aufregen!

Na ja, nicht wirklich. Denn um wirklich witzig sein zu können, braucht man Distanz zu einem Thema. Man muss es für sich ausreichend verarbeitet haben, muss «darüber stehen», um die Widersprüche zu erkennen. Wenn du aber betroffen bist, bist du nicht witzig. Du bist nur traurig.

Man wird in Deutschland gerne gefragt, ob Satire Grenzen hat, und sofort wird Tucholsky zitiert. Ich werde es hier nicht wiederholen, denn Tucholsky wurde schon von zu vielen mittelmäßigen Komikern als Ausrede für ihren kompletten Dreck missbraucht. Denn natürlich darf Satire nicht alles. Diese Grenze verläuft eben persönlich. Ich werde bis an mein Lebensende keine witzige Pointe über den Tod meiner Schwester finden. Auch an den beiden Schlaganfällen meines Vaters finde ich bis heute nicht diesen ach so lustigen Twist.

Doch das Ding ist: Es ist deine Fantasie, die missbraucht wird, um dir irgendeinen Quatsch zu erzählen. Und ich weiß, wie sich das jetzt liest. «Maxi, du meinst nicht wirklich, dass Depression nur Einbildung ist?» Auf gar keinen Fall. Depression ist keine Einbildung, sondern eine Verwechslung.

Ich möchte dir nur helfen, einen kleinen Abstand zu schaffen zwischen «Mein Leben ist scheiße» und «Meine Gedanken sind gerade scheiße». Letzteres kann sich theoretisch jederzeit ändern. Denn wenn wir mal ganz ehrlich sind: So richtig können wir nicht kontrollieren, was unser Kopf gerade macht.

Und genauso ist es mit Depression. Wenn deine Krankheit sagt, jetzt ist Depri-Time, dann ist das eben fällig. Was willst du dagegen machen? Mein Kopf macht manchmal, was er will, also soll er jetzt ruhig denken, dass alles im Arsch ist. Soll er ruhig sagen, dass ich komplett wertlos bin. Ich weiß, dass ich eine Krankheit habe, und die braucht eben ab und zu Auslauf. Ein guter Bekannter von mir, der auch an dieser Krankheit leidet, betrachtet sie wie einen Hund, den er ab und zu um den Block führen muss. Ich erinnere mich, dass ich nach einer Show mit Sebastian fragte, ob er noch etwas trinken wollte. Er sagte nur: «Du, ich weiß es nicht. Meine Depression geht gerade Gassi mit mir.»

Wisst ihr, was wir gemacht haben? Gar nichts. Wir wussten: Gerade ist Depri-Zeit, und irgendwann ist sie auch wieder vorbei. Irgendwann werden sich die Gedanken nicht mehr so schwer anfühlen, und dann werden wir auch wissen, was zu tun ist. Wir standen ein paar Minuten planlos in der Gegend herum, bis mir der männlichste aller Vorschläge einfiel: «Bier?» «Nee, danke.» Er wollte nicht. Also tranken wir kein Bier. An der Stelle sei auch gesagt, dass es die dümmste Idee überhaupt ist, einem Betroffenen Bier anzubieten, aber ich wusste mir in dem Moment nicht anders zu helfen. Wir machten kein großes Drama daraus, liefen noch ein bisschen durch die Stadt und thematisierten die Krankheit nicht weiter. Ich sagte ihm, dass ich da bin, falls er mich braucht. Am nächsten Tag ging es ihm viel besser, und er war froh, dass wir nicht jeden einzelnen Scheiß-Gedanken besprochen hatten, der ihm durch den Kopf gegangen war.

Denn wenn die Depression mit dir Gassi geht, solltest du deinen Kopf wirklich nicht ernst nehmen.

KAPITEL 7: MEETING IM KOPF

Irgendwann hat man sich so sehr an die Krankheit gewöhnt, dass man sie selbst gar nicht mehr bemerkt. Es ist einfach immer alles Scheiße. Nirgendwo ist es sicher. Das ganze Leben ist wie der Verrottete Sumpf in Elden Ring. Egal, wohin du gehst – du verlierst Lebenspunkte.

Deshalb muss jede Entscheidung gut durchdacht sein – für einen Betroffenen herrscht überall Abrutschgefahr. Die Welt ist mit Dornen gespickt, die dein empfindliches Naturell vergiften können. Also ziehst du dir einen Schutzpanzer nach dem anderen an.

Der wirksamste von allen: Einfach nichts machen. Einfach liegen bleiben. Wer sich nicht bewegt, kann nicht verletzt werden. Deine fragilen kleinen Zehen bleiben vor den grausamen Tischbeinen dieser Welt geschützt. Bleib unter der Decke – draußen lauern Drachen.

Sie können jede Form annehmen. Angst vor Autounfällen. Angst vor Herzinfarkt. Angst vor dem Hässlichsein. Doch in Wahrheit sind das alles nur Ausgeburten einer einzigen «Überangst»: der Angst, nicht in Ordnung zu sein. Dass etwas mit dir nicht stimmt.

Und weil du glaubst, nicht in Ordnung zu sein, tust du nichts. Du bist inaktiv. Stand-by wäre dir schon zu anstrengend. Wie viel Stress muss bitte ein Fernseher haben, der auf Stand-by läuft? Er befindet sich in diesem komischen komatösen Zwischenzustand, in dem er ständig bereit zu sein hat.

Depressive sind ständig im Stand-by. Nicht an, aber auch nicht richtig aus. Man kommt nie zur Sache, ist aber auch niemals entspannt. Man ist medium.

Ich muss nächste Woche nach Berlin. Wohlgemerkt: nächste Woche. Nicht heute. Nicht morgen. Und schon gar nicht jetzt. Trotzdem beschäftigt mich die Anreise schon seit zwei Tagen. Mit der Bahn, dem Auto – oder doch mit der Bahn? Diese banale Frage verfolgt mich seit 48 Stunden, und ich finde keine Lösung. Vor der Therapie hätte eine solche Frage zu einer existenziellen Krise geführt. ES GEHT UM EINE NORMALE ANREISE! Natürlich kann man sagen: Ey, Maxi, entspann dich. Berlin würde mich auch depressiv machen. Aber es hat nichts mit der Stadt zu tun. Die Stadt ist scheißegal!

Meine Krankheit lässt das so scheiße kompliziert aussehen. Ich nehme dich mal mit in meinen Kopf. Also: Wie wär's mit Flugzeug? Ja, genau. Einmal nach Berlin fliegen, hin und zurück. Da kann ich mich ja gleich mit laufendem Föhn in die Arktis stellen. Fliegen ist nicht.

Auto? Sechs Stunden sitzen? Willst du mich verarschen? In der Bahn könnte ich am Laptop arbeiten. An meinem Buch schreiben. Einen Film gucken. Merkst du was? Mein

Gehirn ballert mich mit Szenarien voll und redet mir ein, dass ein Szenario das bessere ist als das andere. Die Bahn ist auf einmal meine Golden Opportunity. Und es ist so geil, dass ich jedes Mal darauf reinfalle: «Mensch, in der Bahn könnte ich so viel mehr erreichen als auf der Autobahn. Das ergibt so viel Sinn! Ich könnte mein ganzes Leben herumreißen!» Auf einmal ist eine normale Bahnfahrt nach Berlin mein Allheilmittel.

Dann möchte ich mir online ein Ticket kaufen. Welche Uhrzeit? Hmmmm. In diesem Moment findet in meinem Gehirn ein Meeting statt, bei dem alle nur Scheiße reden. Ein Meeting eben. Typischer Konferenzraum. Ein Mann mit mintfarbenem Shirt steht vorne (hat den oberen Knopf offen, damit er saturiert, aber verwegen aussieht) und neben ihm – ein Flipchart. Er rechnet der Gruppe vor: «Wenn wir den Zug um 9 Uhr 54 nehmen, müssen wir spätestens um 9 Uhr zu Hause los. Wie realistisch ist das?»

Eine Frau aus der Research-Abteilung meldet sich: «Also, wir haben da so ein bisschen Research gemacht, und wir können mit Sicherheit sagen, dass 9 Uhr 54 zwar klappen würde, aber die Ankunftszeit 15 Uhr 12 macht unseren Kandidaten nervös.»

«Wieso?», fragt Mintman.

Lady Research holt Luft. «Nun.» Sie steht auf und begibt sich Richtung Flipchart: «9 Uhr 54 Uhr ist wirklich der perfekte Abreisezeitpunkt. Es steht noch eine neun davor, das heißt, unser Kandidat fühlt sich nicht komplett wertlos, denn seiner Meinung nach reisen nur unerfolgreiche Menschen nach 10 Uhr ab. Wer nach 10 Uhr abreist, hat nicht genug zu tun, und wenn noch eine 9 in der Abreisezeit steht, klingt das nach ‹Ich wollte unbedingt noch mit meiner Familie frühstücken. Ich bin mir etwas wert!› Doch unser Kandidat hat die Sorge, dass er bei Ankunft 15 Uhr 12 in Berlin nichts zu tun hat. Dann hat er fünf Stunden Luft bis zum nächsten Auftritt, und das könnte eine Krise auslösen.»

Ein Praktikant meldet sich: «Wie wär's, wenn er einfach spazieren geht?»

Der ganze Raum dreht sich entsetzt zu ihm.

Mintman in ruhigem Ton: «Wer hat diesen Wahnsinnigen reingelassen?»

Lady Research greift ein: «Tut mir leid! Er ist neu in der Abteilung und hat noch keine Ahnung.»

«KEINE AHNUNG?!», schreit Mintman. «Wir haben hier eine ANREISE NACH BERLIN! Verstehen Sie den Ernst der Lage nicht? Unser Kandidat kann keine Eventualitäten unberührt lassen! Seit dem Tod seiner Schwester hat er jegliches Vertrauen in die Welt verloren, sie besteht nur noch aus Gefahren, denen man nur mit MAXIMALEN ANALYTISCHEN FÄHIGKEITEN BEIKOMMEN KANN! Und Sie schicken mir hier so einen Ahnungslosen? Wie heißt du überhaupt?»

«Ich heiße Inner Child», antwortet der Praktikant. «Ich bin schon länger hier, aber mir hört irgendwie keiner zu.»

«Inner Child?», sagt Mintman. «Hört sich an wie diese eine Girlband. Egal. Was machen wir jetzt?»

«Wir gehen die Preise für die Bahnfahrt durch», antwortet Lady Research.

«Okay, da haben wir das nächste Problem. Unser Auftraggeber vergleicht die Preise und möchte ein Schnäppchen machen. Weil er immer noch von Existenzangst getrieben ist, hat er das Gefühl, er müsse den günstigsten Preis finden», resümiert Mintman.

«Unsere Forschungen haben ergeben, dass der günstigste Preis um 4 Uhr 32 Abfahrt wäre.»

«Das ist viel zu früh.»

«Ist aber am günstigsten.»

«Wir haben ein Problem. Wir vertagen das Meeting auf morgen und machen genau das Gleiche wie heute noch mal!»

Alle stehen auf, und ich habe nach wie vor keine Antwort.

Ich glaube, ich nehme das Auto …

KAPITEL 8: DIE SCHLUCHT

Stell dir vor, du bist auf einer Party. Du stehst zwischen den Gästen und weißt nicht, wie du eine Unterhaltung anfangen sollst. Der Nudelsalat ist medium. Ein Mensch schiebt sich in dein Blickfeld. Er heißt Martin und erzählt dir, er sei bei der Freiwilligen Feuerwehr. Dass er es total geil findet, wenn die Sirene auf dem Feuerwehrauto so laut ist. Martin ist 31.

Du weißt genau: Das wird nichts.

Doch du weißt auch: Es liegt nicht an Martin. Für einen Depressiven sind alle Menschen Martin. Du bist neidisch auf Martin. Du würdest gerne so sein. Du möchtest so unbeschwert leben, dass dir auch nicht auffallen würde, wenn dein Hosenstall offen ist. Du wärst so gerne Martin, denn er spürt sich. Er weiß, was er mag und was nicht. Er steht seit zwei Minuten vor dir, und du weißt alles über Martin. Er ist ein offenes Buch. Er kann sich zeigen. Er will räsonieren. Du möchtest auf die Toilette. Nicht, weil du musst. Du willst einfach weg.

Von außen sieht es so aus, als ob ihr miteinander redet. Doch in Wahrheit spielst du ein Theaterstück und wurdest wie immer für die Rolle des «interessierten Zuhörers» gecastet. Du kennst die Rolle in- und auswendig. Nickst ab und zu. Sagst «Aha» an Stellen, an denen er Dinge erzählt, die er für interessant hält. Manchmal gehst du all-in, fragst «Tatsächlich?» und bestätigst die Freude in seinen Augen darüber, dass er endlich gesehen wird. Du lächelst bei Augenkontakt. Zwei Menschen – ein Anwesender. Du bist ein Gast in seiner Geschichte. Wie Christian Bale in «American Psycho» sagte: «I am simply not there.»

Es wird gesprochen, aber niemand hört zu. Worte bewegen sich in Richtung deines Kopfes wie Regieanweisungen. Martin irritiert dich. Er ist so ... simpel. Er mag Beyond Burger, weil das kaum von richtigem Fleisch zu unterscheiden ist. «Die machen das mittlerweile richtig gut!», sagt er, als ob er die Geschichte von Erbsenfleisch studiert und einen Vergleich hat. Für ihn ist reden einfach nur reden – für dich ist es eine Performance.

Irgendwann wird jeder Schauspieler müde. So auch du.

Du stehst zwischen allen und bist mutterseelenallein. Es läuft Mark Forster. Es ist die Hölle, und du wärst so gern dabei. Aber du fühlst sie, nicht wahr? Die Schlucht. Diese tiefe Schlucht zwischen dir und allen anderen. Diese ins unendliche ragende Tiefe, die alles verschlingt. Da ist einfach nichts. Egal, wie sehr du dich anstrengst, die Schlucht wird größer. Früher oder später wirst du fallen. Das weißt du.

Sie ist überall. Beim Sonnenuntergang. Beim Spaziergang über die Wiese. Beim Eisessen. Beim Sex. Die Schlucht verschwindet nie. Sie lässt dich wissen, dass du zwar anwesend bist, aber nie wirklich dazugehören wirst.

Manchmal überlegst du dir, ob du die Leere vielleicht mal thematisierst. Ob du Martin davon erzählst, dass du Angst hast. Dass du einsam bist. Doch du hast das schon oft versucht. Stattdessen machst du dich für andere verdaubar. Und holst dir noch eine Portion Nudelsalat.

KAPITEL 9: UNSER GEHIRN IST EIN LÜCKENFÜLLER

Wir müssen eine Sache klarstellen: Ich bin kein Arzt. Definitiv nicht. Wäre ich Arzt, dann würden nur noch einbeinige Menschen herumlaufen, denen substanzielle Teile ihres Verdauungstrakts fehlen. Ich habe wirklich keine Ahnung von Medizin. Ich habe eine kleine Dose Vitamintabletten in meinem Nachtschränkchen, und jeden Abend nehme ich zwei Stück davon. Ich habe schon so oft gelesen, dass sie absolut wirkungslos sind, aber ich nehme sie trotzdem! In mir gärt diese romantische Vorstellung, dass das total gesund ist und ich irgendwie mein unweigerliches Ende hinauszögern könnte. Ich glaube, jeder hat solche Märchen, die er sich selbst erzählt.

Ich habe die private Telefonnummer meines Arztes, damit ich ihn sofort anrufen kann, falls ich wieder so ein komisches Drücken auf der Brust habe. Und jedes Mal sagt er das Gleiche: «Maxi, du bist total gesund, du musst nur endlich den Bierkasten abstellen!»

Ich fertige alle fünf Minuten EKGs mit meiner Apple Watch an, um zu überprüfen, ob ich sterbe. Manchmal frage ich mich, warum ich das mache. Kein Wunder, dass ich immer so schlechte Laune habe. Mein Unterbewusstsein ist auf das schnelle Ableben konditioniert.

Irgendein Vollpfosten meinte mal zu mir: «Aber braucht man als Künstler nicht auch ein bisschen Weltschmerz?» Diesen Menschen würde ich gerne mein gesamtes Mobiliar ins Gesicht werfen. Als Mensch «braucht» man definitiv keine Depression. Man «benötigt» auch keine traumatischen Erfahrungen oder depressiven Gedanken, um kunstvolle Dinge zu erschaffen. Das ist auch so ein Ding bei uns Deutschen. Auf der einen Seite idealisieren wir Kreativität, aber auf der anderen Seite wollen wir absolut nichts dafür bezahlen. Die Künstlerin hat bitte für uns zu leiden, damit wir danach sagen können: «Mensch, die Alte hat aber für ihre Rolle richtig was durchgemacht.» Manche sagen über die Sängerin Adele, dass sie ihren Ex-Freunden dankbar sein könne, weil sie nur wegen des erlittenen Schmerzes solche schönen Songs schreiben konnte.

Das ist ungefähr so, als wäre ich der Meinung, bei «Star Wars» dürfe nur mitspielen, wer schon mal ein Lichtschwert in der Hand hatte. Bei dem Casting wäre ich gern dabei.

Wir glorifizieren negative Gefühle, sehen sie als erstrebenswert an. Wer gestresst ist, ist produktiv und qualifiziert sich für eine sexuelle Zusammenkunft.

Und wenn wir so gestresst sind, dass wir uns selbst nur noch mit einem doppelten Sambuca spüren und unsere Freunde uns fragen, wie es uns denn geht, sagen wir: «Ja, es ist viel los, aber es ist auch toll, dass man überhaupt Arbeit hat!»

Leben wir in Kalkutta? Müssen wir jeden Morgen in den Wald und unser Essen jagen? Nein! Wir leben in Deutschland, und der nächste REWE hat mehr Tiere in der Fleischtheke, als im gesamten Westerwald wohnen. Wir leben in Überfluss, der uns psychisch überhaupt nichts bringt.

Wie oft habe ich mir schon Antworten auf die Frage «Was hast du heute so gemacht?» ausgedacht – weil «Ach, du, nix!» einfach nicht gut ankommt. Wir wollen als leistungsfähig gelten. Ständig erreichbar, immer am Start, immer gut gelaunt sein. Kein Wunder, dass wir alle in die Klapse müssen.

Wir glorifizieren auch die Arbeit. In Deutschland kann jeder etwas werden, solange er tüchtig und pünktlich ist. Für viele ist das ein Problem; sobald man einfach nur sitzen und atmen will, gilt man als faul. Und wir bewerten jede Abzweigung von diesem «normalen» Lebensprinzip als negativ.

Nichts zu tun, war für mich immer ein riesiges Problem. Mein Kopf war ein Hamsterrad, mit dem ich um die Wette lief. Ich war permanent mit mir selbst beschäftigt und versank im Treibsand meiner Gedanken.

Irgendwann machte mich mein Therapeut darauf aufmerksam, dass ich mich durch das ständige Grübeln selbst in dieser Spirale gefangen halte. Dass ich lernen müsse, mit dem Denken aufzuhören. «Wie mit dem Denken aufhören?» Wie soll das bitte gehen?

Man kann doch nicht seinen Kopf von den Schultern schrauben? Wobei die Vorstellung wirklich verlockend klingt: Wenn dir alles auf die Nerven geht, legst du einfach deinen Kopf kurz in die Tiefkühltruhe. Aber so läuft es ja nicht – solange wir nicht zu Cyborgs umgebaut werden.

Bis es so weit ist, müssen wir mit diesem schlecht gealterten Biocomputer auf unseren Schultern leben. Ganz ehrlich: Unser Hirn ist ein paar Hunderttausend Jahre alt! Derselbe Apparat, der sich heute darüber aufregt, dass die Bahn zu spät kommt, hielt damals Mammutjagen für eine gute Idee.

Vor allem war damals alles ein bisschen «einfacher». Zwar mussten unsere Vorfahren in Höhlen zurechtkommen, mit beschissenem Wetter und ohne Fußbodenheizung. Außerdem war in der Steinzeit ein Spaziergang viel schwieriger als ein Hindernislauf bei «Ninja Warrior Germany». Wilde Tiere hätten dich gerne zu Mittag verspeist, es gab weder Gesundheitsamt noch Mindesthaltbarkeitsdatum. Aber dieser Mensch der Urzeit und du habt im Großen und Ganzen dasselbe Gehirn.

Ist das nicht krass? Wir hauen jedes Jahr ein neues iPhone auf den Markt, aber unsere Birne funktioniert immer noch so wie die allererste Beta-Version. Unser gutes altes Hirn trifft jetzt auf eine volldigitale Welt mit ganz anderen Herausforderungen. Früher war der Säbelzahntiger für alle sichtbar, die Bedrohung war offensichtlich und die Todesangst nachvollziehbar und normal.

Heute? Ganz andere Nummer. Unsere Ängste sind sehr unkonkret. Die Säbelzahntiger von heute heißen Arbeitslosigkeit, Verwahrlosung oder, noch schlimmer: die Angst, etwas zu verpassen!

Diese modernen Gefahren sind für unser Steinzeit-Hirn schwierig zu fassen. Unser Leben ist nicht mehr unmittelbar in Gefahr, aber unser Kopf hat noch immer die Aufgabe, uns am Leben zu erhalten. Er spült uns all das, was falsch laufen könnte, in unser Bewusstsein, damit wir darauf vorbereitet sind.

Doch das Problem ist: Wir haben nie alle Informationen, die wir benötigen, um uns ein objektives Bild von der Lage zu machen. Wir haben immer nur einen Ausschnitt der Realität als Entscheidungsgrundlage zur Verfügung. Und die Fakten, die uns fehlen, ersetzt unser Gehirn durch Fantasie. Es ist wie diese optische Täuschung:

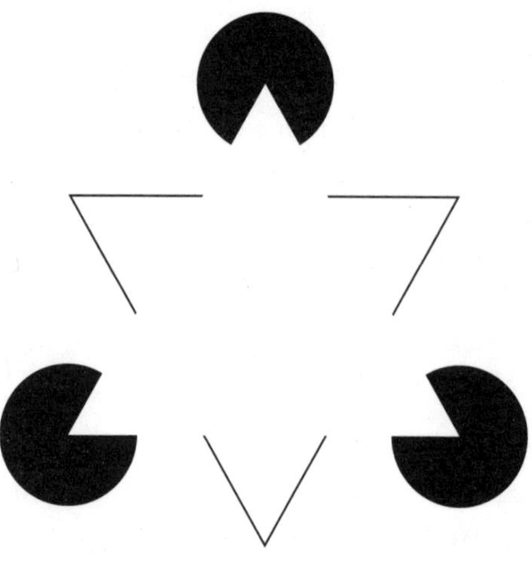

Auf diesem Bild sind drei Kreise, die aussehen wie kleine Pac-Mans, dann noch drei Trichter – alle so angeordnet, dass in der Mitte ein weißes Dreieck erscheint. Man nennt diese optische Täuschung Kanizsa-Dreieck. Falls das große weiße Dreieck nicht sofort erkennbar ist, lass dir ein bisschen Zeit – früher oder später springt es dir ins Gesicht.

Aber ist da wirklich ein weißes Dreieck in der Mitte? Nicht wirklich. Es sieht nur so aus! Genau so funktioniert unser Kopf. Er nimmt die Fakten, die er kriegen kann, und erfindet den Rest dazu.

Inwiefern hat mir das jetzt mit meiner Depression geholfen? Es war für mich eine enorme Erleichterung, zu erkennen, dass mein Kopf nicht recht hatte.

Wenn ich wieder meine, ein EKG anfertigen zu müssen, dann erschafft mein Kopf ein weißes Dreieck. Er macht aus meinem vermeintlich schnelleren Herzschlag, der Tatsache, dass mein Vater einen Herzinfarkt hatte UND dass im Zusammenhang mit der Biontech-Impfung so viel über Herzmuskelentzündungen zu lesen war, kleine, schwarze Pac-Mans, und in der Mitte erscheint das Wort «Herzinfarkt».

Für mich hat diese Erkenntnis viel verändert. Ich habe aufgehört, mir die Schuld für meine Angst zu geben.

Ich hatte danach immer noch heftige Panikattacken – aber ich habe meinen Frieden damit gemacht.

Mir war klar: Da ist nicht WIRKLICH etwas kaputt – es ist nur ein weißes Dreieck.

KAPITEL 10:
DEPRESSION IST KEINE SUPERKRAFT

Depression ist nicht geil.
Depression ist kein Event.
Sie hilft mir nicht. Im Gegenteil.

Sie steht mir bei allem im Weg. Beim Schreiben dieses Buches. Beim Spazierengehen mit meiner Familie, beim Betrachten eines Sonnenuntergangs, beim Autofahren. Ich fühle mich nie ganz okay.

Ich bin mir sicher, dass jeder Erkrankte weiß, dass sein Leben ohne Depression so viel geiler wäre.

Stell dir vor, man könnte morgens einfach aufstehen und dann Sachen machen. Stell dir das mal vor! Einfach Sachen machen! Du machst einfach Sachen! Irgendwelche! Du hast eine Idee, und du setzt sie einfach um!

Aber so läuft das nicht. Denn bei jedem Schritt hat man als Depressiver einen kleinen, dicken, schlecht gelaunten Bären auf der Schulter.

Manchmal erzählen irgendwelche Instagram-Hoschis, dass sie am Strand gerade ein bisschen down sind, es aber total okay ist, «wenn man mal» Depressionen hat. Solche Aussagen sind der Beleg kolossaler Dummheit. Werner Herzog hat mal über die Dummheit von Hühnern gesprochen; eines der schönsten und lustigsten Videos, die ich jemals gesehen habe. Doch selbst einem sprachlichen Scharfschützen wie Herzog würde es nicht gelingen, die schwarzlöchrige, selbstbezogene, stumpfe, gesichtscremetragende Dummheit solcher Influencer zu beschreiben.

Solche Aussagen werden nicht aus böser Absicht getroffen – viele Menschen wissen einfach nicht, wie es ist, mit dieser Krankheit zu leben. Von außen sieht es aus wie eine Laune; dass es sich aber wie eine schwarze Narbe durch das Leben zieht, bleibt vielen verborgen.

Und: Künstler sind nicht öfter depressiv als die restliche Bevölkerung. In unserem Job wird man lediglich nicht dafür bestraft, darüber zu sprechen.

In einem «normalen» Job Depression oder Burn-out zu thematisieren, bringt oft Nachteile mit sich, und das macht mich so traurig.

Seit ich öffentlich über meine Depression spreche, erreichen mich sehr viele Nachrichten von Menschen, die ebenfalls betroffen sind – quer durch die Gesellschaft, jedes Geschlecht, jede Altersklasse, die unterschiedlichsten Berufe. Diese Menschen erzählen mir, wie schwierig es ist, die Erkrankung dem eigenen Umfeld zu erklären – denn oftmals wird sie nicht ernst genommen und als Schwäche abgetan. Sie wird als eine Charaktereigenschaft gesehen.

Depression ist kein Anzeichen dafür, dass man besonders intelligent oder sensibel ist. Es ist eine Krankheit, verdammt noch mal! Eine Blinddarmentzündung ist ja auch nicht nur bestimmten Menschen vorbehalten, und ein Schnupfen sagt nichts darüber aus, wie gut du in Mathe bist. Dieser vermeintliche Zusammenhang zwischen Depression und Persönlichkeit muss aufgelöst werden.

Ich kann mich noch gut daran erinnern, dass meine Erkrankung häufig mit meinem Wesen gleichgesetzt wurde. «Ja, der Maxi hat sich schon immer zu viele Gedanken gemacht!» Als wäre es meine Schuld! Und dieses unbewusste Ausgrenzen durch das Umfeld führt dazu, dass sich Depressive weiter isolieren. Man begreift die Krankheit als einen inhärenten Charakterfehler, und das grenzt meiner Auffassung nach schon an ein Verbrechen.

Andererseits gibt es nicht wenige Erkrankte, die ihre Depression als Ausrede nutzen: «Ich bin depressiv, man muss mich anders behandeln als andere.» Das ist gefährlich; man hat zwar keine Schuld an dieser Krankheit, aber dennoch eine Verantwortung.

Ich hatte auch sehr viel Angst, bevor ich mit meiner Depression an die Öffentlichkeit ging. Was sollten denn die Leute denken? Mittlerweile ist mir das herzlich egal. Millionen Menschen in Deutschland und auf der Welt leiden an dieser Krankheit, und dieses Thema muss in die Öffentlichkeit.

Immer wenn ich über meine Krankheit spreche, kann

ich förmlich sehen, wie sich der Blick meines Gegenübers auf mich verändert. Es schwingt sofort ein «Hätte ich bei dir nicht gedacht» mit – und schon steckt man wieder in diesem Rechtfertigungszwang und muss doch irgendwie beweisen, dass man krank ist.

KAPITEL 11: NULLPUNKT

Ich dachte immer, ich müsse irgendwo hin. Es gebe einen Ort, den man erreichen müsse. Einen Status, den es zu verdienen gilt. Geld. Erfolg. Kekse. Glück halt.

Ist doch komisch, oder? Wir werden ungefragt in diese Welt geboren, und jede unserer Entscheidungen ist eine Weiche in einem Schienennetz; und irgendwann sollen wir ein Ziel erreichen.

Aber gibt es dieses Ziel wirklich? So etwas wie einen Sinn? Warum machen wir hier den ganzen Bums eigentlich?

Manchmal glaube ich, die Menschheit hat den Klimawandel absichtlich herbeigeführt, damit es etwas zu tun gibt. Wir können nicht ohne Aufgabe. Und gleich schießt ein mahnender Gedanke durch meinen Kopf: «Maxi, pass auf. Du driftest gerade in eine gefährlich esoterische Richtung. Nicht mehr lange, und du gründest deinen eigenen Kanal auf Telegram!»

Es ist so schade, dass Aura-Heiler, missbräuchliche Priester und religiös motivierte Selbstmordattentäter den Raum für Spiritualität so verschmutzt haben. Dabei ist Geistlichkeit für jeden Menschen sofort erfahrbar, wenn wir unseren Geist nur zur Ruhe kommen lassen, wenn wir nicht in die Gedanken eingreifen, sondern sie einfach ihren Weg finden lassen. Wenn Stille einkehrt und wir im Jetzt landen, merken wir: Wohin müssen wir denn noch? Es ist doch alles da.

In diesen Momenten sind wir klar. Und im nächsten Moment sind wir wieder voll mit wirrem Zeug. Und schon sind wir wieder beschäftigt und mittendrin im Drama des Lebens, bestehend aus Corona, Krieg, Klimawandel und der Deutschen Bahn.

In meiner Therapie habe ich gelernt, dass es in meinem Bewusstsein einen sogenannten «Nullpunkt» gibt. Egal, wie stark der Sturm aus Gedanken auch sein mag, im Zentrum des Sturms herrscht Stille. Und weißt du was? Ich bin jetzt ganz crazy und zitiere die Bibel:

Matthäus 8:23–26 HFA

Danach stieg Jesus in das Boot und fuhr mit seinen Jüngern weg. Mitten auf dem See brach plötzlich ein gewaltiger Sturm los, sodass die Wellen über dem Boot zusammenschlugen. Aber Jesus schlief. Da liefen die Jünger zu ihm, weckten ihn auf und riefen: «Herr, hilf uns, wir gehen unter!» Jesus antwortete ihnen: «Wa-

rum habt ihr Angst? Vertraut ihr mir so wenig?» Dann stand er auf und befahl dem Wind und den Wellen, sich zu legen. Sofort hörte der Sturm auf, und es wurde ganz still.

Jesus, der alte Angeber. Lässt seine Jünger erst mal 'ne Panikattacke erleben, bevor es dem feinen Herrn genehm ist, den Sturm zu beenden. Wäre ich einer der Jünger gewesen, hätte ich ihn gefragt: «Sag mal, Digger, wenn du Stürme wie von Zauberhand beseitigen kannst, warum zum Geier hast du sie überhaupt in erster Linie erschaffen? Hättest du nicht von vorneherein dafür sorgen können, dass wir nicht schnurstracks in die Apokalypse segeln?»

Ich wäre ein sehr dummer Jünger gewesen. Vielleicht hätte mich Jesus gerade deswegen geliebt. Was entweder dafür spricht, dass auch in mir ein Funke Göttlichkeit residiert, oder dafür, dass Jesus einfach sehr niedrige Standards hatte.

Worauf ich hinauswill: In jeder spirituellen Lehre gibt es irgendeine Verbindung zu diesem Nullpunkt. In manchen Religionen nennt man es «das wahre Selbst», im Buddhismus Nirwana, oder ich nenne es einfach «den Nullpunkt». Dieser Nullpunkt existiert in uns allen, er ist direkt vor unserer Nase, aber er versteckt sich gut, weil das Drama unseres Lebens so interessant ist.

Hätten die Jünger die Nerven verlieren müssen, wenn sie wirklich verstanden hätten, wer ihr Mitfahrer ist? Stell dir doch mal vor, der echte Jesus Christus würde mit dir chillen. Du würdest mit ihm zum Einkaufen gehen, Filme gucken, und am Wochenende würdet ihr euch so richtig einen in die Birne zwiebeln. Würdest du dir jemals Sorgen machen? Wenn du wüsstest, du hast den Sohn des größten CEOs aller Zeiten an deiner Seite, würdest du die Stürme in deinem Kopf so ernst nehmen?

Natürlich würdest du das. Geht mir doch genauso. Ich habe sogar unterschiedliche Stürme in meinem Kopf. Es gibt den «Existenzangst»-Sturm, den «Ich-bin-nicht-gut-genug»-Sturm und den «Ich-bin-hässlich»-Sturm. Ich wünschte, das wären die einzigen Stürme in meinem Kopf, aber das ist nur die Crème de la Crème. Eine Stufe darunter gibt es noch den «Verfickte-Scheiße-kann-meine-Frau-nicht-einfach-akzeptieren-dass-ich-gerade-keine-Zeit-habe»-Sturm, den «Gott-hätte-der-Typ-sich-nicht-zumindest-duschen-können»-Sturm und so weiter.

Wir alle haben unsere Stürme, sie definieren uns auf eine gewisse Weise – aber wir wollen nicht dauerhaft im Sturm leben. Wir möchten gechillt durch die Gegend schippern und «How I Met Your Mother» gucken. Zumindest würde ich das gerne. Doch die Wahrheit ist: Wir können uns den inneren Wellengang nicht immer aussuchen. Manchmal herrscht Flaute, manchmal Sturm. Und wir müssen sehen, wo wir bleiben.

Richtig nervig wird es allerdings, wenn wir glauben, das Leben sei ein einziger Sturm. Ich bekomme sogar ein schlechtes Gewissen, wenn mal Flaute herrscht – denn wer Sturm hat, ist wichtig. Umso schwieriger wird es für mich, die Flaute zuzulassen.

Aber mal angenommen, Jesus wäre wirklich dein Wingman. Ich meine damit nicht die religiöse Figur, sondern den Nullpunkt in dir. Wenn es theoretisch diesen Ort gäbe, an dem immer Ruhe ist. An dem du dich um nichts kümmern musst, an den du dich zurückziehen kannst. Eine Zuflucht in deiner eigenen Wahrnehmung. Du stellst dich in das Auge des Sturms und schaust den Gedanken beim Wirbeln zu. Und früher oder später legt sich der Sturm. Ruhe kehrt ein, und irgendwie fühlst du dich wie ein ganz anderer Mensch, mehr «bei dir».

Vor Auftritten merke ich schon auf der Hinfahrt, dass es gleich stürmen wird. Ich bin nicht richtig vorbereitet, ich habe irgendwie keine Ahnung, es ist alles zu viel. Die nächste Stufe: das schlechte Gewissen. Hätte ich doch vorher das Geschirr gemacht, ich helfe im Haushalt viel zu wenig, ich habe meiner Frau heute überhaupt noch nicht gesagt, dass ich sie liebe. Dann das Verurteilen: Ich bin ein Versager, ich kriege nichts gebacken, und irgendwann wird es auch den anderen auffallen.

Und schon habe ich einen Hurrikan Stufe 5 im Kopf. Alles scheint gleichzeitig dringlich und hoffnungslos zu sein. Vor meiner Therapie hätte ich versucht, in diesem Sturm zu navigieren. Ich hätte meine Segel gesetzt und gesagt: «Ich schaffe das!», und mein Geist wäre an den Wogen des Zweifels zerschellt. Niemand gewinnt gegen den Sturm. Der Sturm ist größer als du. Wenn ich dann merkte, dass ich meinen Zweifeln und Ängsten einfach nicht beikomme, fing ich an, mich als «schwach» zu bezeichnen. Dann kam noch Scham dazu – ein richtiger Mann würde seine Stürme immer im Griff haben.

So wird der Sturm zu einem treuen Begleiter. Er ist immer da. Doch als ich in der Therapie vom Nullpunkt erfuhr, veränderte sich meine Beziehung dazu. Nicht von heute auf morgen. Ich erkannte, dass ich den Sturm einfach toben lassen kann. Ich darf auch Angst haben, denn auch sie ist nur Teil des Sturms. Ich erlaubte mir, einfach zu fühlen. Es zuzulassen. Wenn der Kampf aufhört, hat der Sturm irgendwann keinen Bock mehr. Es gibt keinen Grund mehr, zu toben.

Immer, wenn ich einsehe, dass ich auch nur ein Mensch mit begrenztem Wissen, Talent und Energie bin, wird der Sturm sanfter. Und meine Menschlichkeit findet Zugang zu meiner Göttlichkeit.

Wie es schon im Gelassenheitsgebet steht:

Gott, gib mir die Gelassenheit, Dinge hinzunehmen,
die ich nicht ändern kann,
den Mut, Dinge zu ändern, die ich ändern kann,
und die Weisheit, das eine vom anderen zu unterscheiden.

Im Sturm scheint alles meine Aufgabe zu sein, so als trüge ich Verantwortung für die ganze Welt. Im Nullpunkt ist mir klar, dass auch ich nur ein kleines Rädchen im großen Ganzen bin. Dass es meine Aufgabe ist, einfach nur zu sein, und alles Weitere nicht in meiner Hand liegt. Es ist ein sehr erhabenes Gefühl, aber auch ein Zustand von Demut.

Ich habe in diesem Kapitel jetzt sehr viele religiöse Bezugspunkte verwendet. Ich bin zwar katholisch, aber nur auf dem Ausweis. Ich bin kein praktizierender Christ, doch der Wert von Religion erschließt sich mir. Natürlich habe ich keinen Beweis, doch ich glaube durchaus, dass wir nicht das Ende aller Dinge sind. Die Menschheit ist nicht der Weisheit letzter Schluss. Irgendwo befindet sich noch etwas anderes. Es muss nicht unbedingt Gott sein, oder das Universum. Vielleicht ist es auch einfach nur eine kollektive Einbildung, mit der wir Menschen einfach geboren werden. Ich weiß es nicht.

Doch je öfter ich im Nullpunkt lebe, umso stärker spüre ich eine Verbindung zu dieser höheren Kraft. Sie gibt mir das Vertrauen, dass ich mit meinen Zweifeln und Sorgen nicht alleine bin. Dass ich eine Panikattacke haben kann, die schlimmste depressive Episode oder andere persönliche Krisen, der Nullpunkt ist immer da. Dieser Ort der Ruhe.

Dieser Ort bin nicht ich, aber er ist in mir. Ich habe mit diesem Ort nichts zu tun, obwohl ich aus diesem Ort entstanden bin. An diesem Ort wird nicht geleistet, verglichen oder gelitten. Man kann einfach nur sein. Das wahre Selbst.

An diesem Ort erkenne ich, dass auch ich nur ein Gedanke bin. Dass all meine Gewohnheiten, Schmerzen und Träume temporäre Erscheinungen im kosmischen Bewusstsein sind. Dieser Ort ist auch in dir. Er ist überall, denn er ist unsere eigentliche wahre Natur.

Du bist nicht der Sturm. Du bist nicht die Flaute. Du bist der Himmel, unter dem das alles geschieht.

KAPITEL 12: AUTHENTIZITÄT AM ARSCH

Es gibt einen Satz, der zur sofortigen Einbuchtung führen sollte: Sei einfach du selbst! Mach deine Kunst einfach so, wie du es für richtig hältst, das klappt dann schon! Einfach authentisch sein! Mit dieser Ansage hatte ich immer schon meine Probleme, denn meiner Ansicht nach setzt das die Latte für Qualität ziemlich tief an. Wenn es heutzutage schon reicht, einfach authentisch zu sein, wozu braucht man denn bitte eine Berufsausbildung?

Ich möchte nicht, dass mein Pilot «authentisch» ist. Ich möchte, dass er weiß, was er tut. Er kann gerne bei der Durchsage lustig sein, aber das sollte erst der Fall sein, wenn er die Mindestanforderungen für seinen Job beherrscht. Denn das vergessen viele oft: Lockerheit ist kein Ergebnis von Authentizität. Lockerheit entsteht, weil man weiß, was man kann, und es keinen Grund gibt, sich über irgendetwas Sorgen zu machen.

Warum der Fluch des Authentischen für Depressive so gefährlich ist, erkläre ich mithilfe einer Geschichte, die mir passiert ist.

Ich hatte mal wieder eine Panikattacke. In Bremen sollte

ich auf einem kleinen Schiff auftreten, das im Fluss ankerte. Ein schönes, kleines Theaterschiff. Mein Auftritt bei einer Gala würde 20 Minuten dauern, und mein damaliger Manager riet mir, ich solle nicht immer so steif sein.

«Du wirkst immer so unlocker! Mach doch einfach mal lockerer, sei einfach du selbst!» Zu diesem Zeitpunkt war ich gerade mal 20 und hatte noch keine Ahnung, dass ich unter Depressionen leide. Damals war das Leben einfach nur scheiße. Mir ging es immer furchtbar, ich war hoffnungslos und wollte mich jeden Tag umbringen. Bevor ich nach Bremen fuhr, sagte ich zu meiner damaligen Freundin wortwörtlich: «Ich trete jetzt auf einem Theaterschiff auf, und dann ertränke ich mich in der Weser.»

Meine Freundin tat das Richtige: Sie sagte: «Ich wünsche dir einen schönen Auftritt. Das wird bestimmt toll!», und grenzte sich ab. Sie beschützte ihr Glück, weil sie einsah, dass sie mir in gewissen Phasen einfach nicht helfen konnte.

Das ist einer der entscheidenden Punkte für Angehörige einer depressiven Person: da sein, aber nicht retten wollen. Man kann reden, bestärken und Raum bieten, aber man kann einen Depressiven nicht heilen. Meine Freundin (die heute meine Frau ist) hatte eine Engelsgeduld, aber sie meinte mehrmals: «Max, wenn du solche Sachen sagst, weiß ich nicht, was ich machen soll.»

Kein Urteil. Kein Befehl. Einfach nur klar gesagt, wie es ist. Es nützt auch nichts, sich selbst die Schuld zu geben, wenn der Partner wieder in einer depressiven Phase ist oder es scheinbar «schlimmer» wird. Als Angehöriger hat man keine Verantwortung dafür, die Krankheit ist der Übeltäter. Meine Frau war mir zur damaligen Zeit die wichtigste Stütze überhaupt. Doch Stützen tun eben nur das: Sie stützen. Aufrecht gehen muss man selber. Das hatte ich damals aber noch nicht verstanden, denn ich war meiner Depression vollends ausgeliefert. Ich sah nicht, dass die Krankheit schlechte Dinge größer macht. Ich dachte, ich sehe die Realität. In meiner Wahrnehmung war ich einfach ein nutzloser Bastard.

An jenem Tag in Bremen steckte ich noch voll im Tal. Es gibt Menschen, die haben im Leben die Arschkarte gezogen, und ich gehörte dazu. Dabei ging es mir eigentlich gut! Schöne Kindheit, schöner Job, tolle Partnerin – was gab's da zu meckern?

Wie oft ich das zu hören bekam: «Maxi, es läuft doch gut bei dir, warum bist du immer so mies drauf?» Es trieb mich in den Wahnsinn; mir war manchmal wirklich nach Gewalt zumute. Nicht gegenüber den Menschen, sondern mir gegenüber. Denn ein Depressiver weiß intellektuell, dass seine Lebensumstände gar nicht so schlecht sein mögen; er oder sie KANN sich aber nicht daran erfreuen. Es ist schlicht und ergreifend nicht möglich. Die Krankheit lässt das nicht zu. Sie lässt alles traurig aussehen. Egal, auf was du blickst oder an was du denkst: Es wirkt hoffnungslos, als würde man mit einem dreckigen Schwamm ein sauberes Fenster putzen.

Ich saß in der Bahn nach Bremen auf dem Weg zum Auftritt und meinem sehr wahrscheinlichen Tod. Ich fühlte mich wie Joko ohne Klaas. Nutzlos.

(Ich möchte an dieser Stelle kurz sagen, dass ich die beiden grandios finde und Joko meiner Meinung nach einer der größten Showmaster im deutschen Fernsehen ist. Ich fand die Formulierung einfach nur so schön und witzig – ich glaube, er verkraftet das!)

Ich kam in Bremen an und war absolut hoffnungslos. Damals dachte ich, es läge an der Stadt. Ich fand auch keinen Grund mehr, warum ich das alles überhaupt mache. Hätte meine Freundin mich nicht dazu gedrängt, ich hätte den Auftritt abgesagt. Was sollte ich da? Es machte keinen Sinn. Ich hatte schlimmes Herzrasen und dachte, ich müsse sterben. In dieser Bahn, in Wagen 7, auf Platz 26 würde ich sterben. Ich fühlte mich miserabel und hatte tausend Gründe dafür – als sei ich einfach nicht gut genug, um am Leben zu bleiben. Und das kam mir nicht mal seltsam vor. Es war normal für mich.

In der Therapie konnte ich solche Momente endlich aufarbeiten. Was mir überhaupt nicht klar war: Obwohl ich erkrankt bin, kann ich trotzdem Dinge tun. An jenem Tag ging es mir sehr schlecht, aber trotzdem bin ich in die Bahn gestiegen. Trotzdem checkte ich im Hotel ein. Trotzdem absolvierte ich einen Auftritt.

Für einen gesunden Menschen sind diese Sachen banal. Aber auch das hat für mich in meiner Selbstbetrachtung einiges geändert: Selbst wenn ich mich richtig dreckig fühle, kann ich konstruktiv sein. Trotzdem erlebe ich natürlich noch Schwankungen und ertrage sie nicht immer graziös. Doch was vorher dafür sorgte, dass ich zwei Tage das Haus nicht verließ, ist heute eine Phase, mit der ich umgehen kann.

Später im Backstagebereich des Theaterschiffs haderte ich mit der Tatsache, dass diese Veranstaltung eine Firmengala war: «Ich funktioniere nicht bei Firmengalas. So wie ich generell nicht funktioniere. Warum haben die mich angefragt? Sind die verrückt? Na ja, die werden jetzt sehen, was sie davon haben.»

Ich stand hinter dem Vorhang und hörte, wie der Moderator des Abends mich ansagte. Vor mir war ein Comedy-Jongleur auf der Bühne. Jetzt saß er im Backstage und war völlig angepisst, weil das Publikum bei seiner Nummer nicht gelacht hatte. Ich kannte den Kollegen schon länger, wir hatten schon öfter zusammen gespielt. Er sagte nach jedem Auftritt das Gleiche; das Publikum verstünde einfach seinen Humor nicht.

Sein freundliches Gesicht zeigte er nur auf der Bühne; hinter der Bühne war er frustriert und wütend. Und was soll ich sagen? Auf der Bühne war er trocken wie Brot, aber total abgefuckt, hinter der Bühne war er unglaublich witzig. Sätze wie «Nicht mal die Quietscheente hat funktioniert!» sind Sätze, über die ich mein Leben lang schmunzeln werde.

Es gibt in Deutschland sehr viele Backstage-Comedians, die abseits der Bühne viel lustiger sind als darauf. Der Kollege glaubte dummerweise, er müsse vor Publikum anders sein als im wahren Leben. Ich werde seine Nummer nicht spoilern, weil ich nicht möchte, dass er sein einziges Kapital verliert. Aber ich sage dir eins: Die Quietscheenten-Nummer ist wirklich gut.

Als der Moderator für meine Anmoderation Luft holte, kam mir eine Frage in den Sinn: Wirst du auch so enden? Wirst du auch mit Mitte 40 auf irgendeiner Bühne das immer gleiche Zeug durchnudeln? Weil es immer noch ein paar Idioten gibt, die darüber lachen? Willst du dich jedes Mal auf die Bühne zwingen? Willst du zweigesichtig durchs Leben gehen?

In jenem Moment wurde mir klar, dass man als Comedian irgendwann eine Entscheidung treffen muss. Will man gemocht werden, oder will man etwas sagen? Das eine verträgt sich oft nicht mit dem anderen. Und man muss riskieren, mit dem, was man sagt, kolossal falschzuliegen. Aber wenn es den Saal zum Beben bringt, war es für diese eine Sekunde richtig. Ich wollte nicht zu einem Comedy-Jongleur werden. Ich wollte nicht immer alles verstecken müssen. Ich hatte keine Lust darauf, ein Produkt zu sein. Wenn ich das tun würde, müsste ich in eine Klinik gehen.

«Hier ist für Sie: Maxi Gstettenbauer!»

Showtime. Der Moderator. Wir klatschten uns ab. «Viel Spaß!»

Dann stand ich da. Knapp 100 Menschen im Publikum.

Ich. Allein auf der Bühne. Mir fiel der erste Satz meines Textes ein. Aber ich sagte ihn nicht. Er wollte nicht gesagt werden. Das war vorbei.

Eine gefühlte Ewigkeit stand ich da. Wahrscheinlich waren es nur zwei Minuten, doch auf der Bühne herrscht eine andere Zeitrechnung. In diesem gefühlten Jahrtausend blitzte mein Weg vor mir auf: Ich werde auf ewig in dieser Spirale gefangen sein. Es wird nie besser. Es ist wie «Und täglich grüßt das Murmeltier», nur voller Arschlöcher. Jetzt stehe ich hier und muss wieder beweisen, dass ich gut genug bin. Kann es nicht einfach vorbei sein? Können wir nicht einfach akzeptieren, dass ich gut genug bin? Kann ich das bitte mal einsehen?

Die ersten nervösen Hüstler waren zu hören. Der Moderator flüsterte: «Ist alles okay?» So kannte er mich nicht. Normalerweise brüllte ich von Sekunde 1 an durch, um die Stille so schnell wie möglich zu überdecken. Keinen Raum zu lassen. Schnell, schnell, schnell.

Doch irgendwie hatte ich in diesem Moment die Ruhe weg. In diesem Moment würde ich es anders machen. Mein erster Satz:

«Meine große Schwester ist vor 15 Jahren bei einem Autounfall ums Leben gekommen.»

Es gibt ein paar Regeln in der Comedy. Die erste Regel lautet: Du musst die Leute erst einmal auf deine Seite holen. Sie müssen dich mögen. Für mich immer eine unlösbare Aufgabe, denn niemand mag alle. Selbst der freundlichste Mensch wird für irgendjemanden ein absoluter Idiot sein.

Selbst Mutter Teresa hat sicher mal gerufen: «Wo habt ihr Penner mein Ladekabel hingelegt?»

Die Idee, dass man sofort gemocht werden muss, ist ein Grund, warum deutsche Comedy oft scheiße ist. Die Künstler wollen sich auf der Bühne nicht so geben, wie sie sind; das ist eines der größten Probleme, die ich mit der deutschen Comedy-Szene hatte. Sie will Comic-Figuren, keine Künstler. Und an diesem Abend in Bremen begann ich, meine Comic-Figur zu töten.

«Der andere Fahrer war schuld.»

Bei einem Joke zählt jedes Wort. Ich sitze ewig an einem Joke und zähle die Silben, denn er muss perfekt wie aus dem Stegreif kommen, wie ein spontaner Gedanke. Und wenn man richtig gut ist, passiert es tatsächlich gerade. Dieses Paradox von vorbereiteter Lebendigkeit ist eine nie enden wollende Reise zu sich selbst. Denn natürlich kann man Texte einfach auswendig lernen und immer wieder gleich erzählen. Doch die wahre Freude entsteht, wenn man sich selbst vorm Auftritt fragt, wie man es heute wohl machen wird. Wenn man vor dem Bühnenaufgang steht wie vor einer Klippe und sich einfach fallen lässt.

«Er hat sie von der Fahrbahn und in einen Lkw gedrängt.»

Comedians sind lustig, ja. Das ist ihr Job. Doch das wahre Privileg ist es, die Wahrheit zu sagen. Ein tiefes Gefühl zum Ausdruck zu bringen. Einen Widerspruch, den man zwischen sich und der Welt spürt. Jede Pointe ist ein Hilfeschrei nach Ordnung. Die Kapitulation vor dem Chaos. Comedians sind hilflose Menschen, die Lacher brauchen wie Sprossen auf einer Leiter der Erträglichkeit. An diesem Abend ließ ich das Publikum in Bremen meine Hilflosigkeit spüren.

«Es war der schlimmste Tag meines Lebens.»

Sprache ist mächtig. Innerhalb kürzester Zeit kann man durch sie die Realität wechseln. Der Auftritt in Bremen wurde von einem Comedy-Abend zur Trauerandacht in nur vier Sätzen. Die Bühne lockt mit dieser Macht jene zu sich, die die Ohnmacht in ihrem Leben spüren. Ein Gefühl von Bedeutsamkeit. Ein kurzes Aufflackern im Universum. Bitte liebt mich, weil ich es nicht kann. Der Witz fand sein Ende:

«Aber wisst ihr was? Bremen ist schlimmer.»

Der Lacher war, sagen wir es mal so: verhalten. Was aber nicht schlimm ist, denn wenn keiner lacht, war es einfach Kabarett. Ich brach den Auftritt danach ab, denn es war wirklich nichts mehr zu holen. Das Publikum war zu irritiert von mir. In der zweiten Reihe saßen zwei ältere Damen, die beide mit offenen Mündern meinen Versuch eines «edgy» Jokes bezeugten. Der Begriff Fassungslosigkeit hätte gut gepasst.

Ich ging von der Bühne und bekam im Backstage die Abmoderation des Moderators gar nicht mehr mit. Der Auftritt war komplett versemmelt. Doch es geschah etwas

Interessantes: Ich fühlte mich total entspannt. Es ging mir sogar richtig gut! Was war denn jetzt bitte kaputt? Doch die gute Laune sollte nicht lange halten, denn sowohl der Chef der Firma als auch der Moderator standen nun beide in der Garderobe und waren entsetzt.

Der Geschäftsführer war ein typischer Mittfünfziger, der einen Schal trug. Männer, die in Innenräumen Schal tragen, sollten wirklich nicht zu Veranstaltungen zugelassen werden. «Was war das, bitte schön? Was für ein katastrophaler Auftritt! Das waren nicht mal drei Minuten!» Der Moderator tobte.

Das war also das Problem? Nicht, dass ich den Saal traumatisiert hatte, sondern dass der Auftritt zu kurz war?

Dann sagte der CEO: «Meine Frau meinte schon, als Sie auf die Bühne kamen, dass das nichts wird. Sie können das einfach nicht.»

Ich weiß nicht, was es mit Comedians auf sich hat – aber sobald Menschen dich nicht lustig finden, nehmen sie sich das Recht, dir wirklich alles abzusprechen. Gut, an jenem Abend konnte ich ein solches Feedback verstehen, doch trotzdem haute es schon rein.

Doch spannend war: Es verletzte mich gar nicht so sehr, wie ich dachte. Ich war komplett ruhig. Mir war es nicht komplett egal, aber ich konnte ganz vernünftig damit umgehen, dass ich gerade einen Auftritt richtig versemmelt hatte, und zwar mit Ansage! Danach kam mir folgender Gedanke:

Ich würde den Auftritt trotzdem genauso wieder machen.

Das schockierte mich, denn es stimmte! Wenn ich in die Vergangenheit reisen könnte – ich würde nichts an diesem Auftritt ändern, würde wieder in entgeisterte Gesichter starren, mich wieder vom Geschäftsführer beschimpfen lassen.

Denn ich hörte an diesem Abend auf, mir etwas vorzumachen. Ich bin kein Happy-Go-Lucky-Comedian. Ich bin, wie ich bin. Und damit wollte ich arbeiten: mit dem echten Maxi und nicht irgendeiner Kunstfigur. Und wenn das bedeutet, dass ich hin und wieder ein Publikum vor den Kopf stoßen muss: Dann ist es halt so.

Es hört sich vielleicht übertrieben an, aber dieser Auftritt hat bei mir etwas nachhaltig verändert. Ich habe aufgehört «zu wollen» und habe mehr angefangen «zu sein». Gott, das liest sich so kitschig. Es tut mir leid, dass ich keine bessere Formulierung dafür finde. Aber wie gesagt, ich hatte eben eine Erkenntnis: Wenn du aufhörst, zu versuchen, du selbst zu sein, bist du mehr du selbst.

Danach telefonierte ich mit meiner Freundin. Ich erzählte ihr den Witz. Sie lachte. Ich kann's also doch.

KAPITEL 13: DER BARKEEPER IM KOPF

Meine Frau kann glücklich sein. Über alles. Ich stehe oft fassungslos daneben. Glücklichsein ist etwas, bei dem ich mich nicht als Beteiligten bezeichnen würde – sondern eher als Zeuge. Ich fühle mich wie ein Wissenschaftler, der ein ihm selbst völlig unbegreifliches Phänomen erforschen will. Ich könnte seitenlange Berichte übers Glücklichsein schreiben – aber eben oft von anderen. Ich selbst stehe daneben, als sei ich Glückslegastheniker. Ich verstehe es nicht.

Dann sehe ich wieder meine Frau, die sich darüber freut, dass sie neue Blumen im Garten hat und die so schön blühen. Ich gucke selber auf die Blumen und denk mir: «Blumen halt.»

Ich verstehe nicht, warum ich dabei einfach nichts empfinde.

Oder man hält das erste Mal seine eigene Tochter im Arm, und alle fragen: «Wie war dieser Moment? Das muss doch der absolute Hammer gewesen sein?» Dann sitze ich wieder da und muss mir irgendetwas zusammenfriemeln, damit der eventgeile Freundeskreis eine Geschichte bekommt, die über die Bedeutungslosigkeit des Lebens hinwegtäuscht.

Früher habe ich das einfach als einen Teil meiner Persönlichkeit verstanden. Ich dachte, ich bin halt so. Als ich dann durch die Therapie meine Krankheit besser verstand, erlebte ich wirklich eine neue Welt. Es geht gar nicht so sehr darum, dass man nie wieder depressiv ist. Das halte ich wirklich für unrealistisch, aber wer weiß. Für mich reicht es schon, dass meine Depression eine temporäre Phase und nicht etwa ein Teil meines Charakters ist.

Ich wusste bis zu diesem Zeitpunkt nicht, dass ich eine Bar im Kopf habe. Eins möchte ich an dieser Stelle noch klarstellen: Was ich jetzt beschreibe, ist eine Metapher! Mir geht es nur darum, zu beschreiben, wie sich unser Erleben von Sekunde zu Sekunde ändert. Jede Metapher hat ihre Grenzen, und das soll auch keine perfekte Erklärung eines biologischen Prozesses sein. Die Wissenschaft ist sich nicht ganz einig, wie Depression jetzt genau entsteht. Es gibt die Theorie, dass es mit den Botenstoffen im Gehirn zu tun haben könnte, doch ich möchte darauf hinweisen, dass es noch keine wissenschaftliche Erklärung für den Ursprung einer Depression gibt. Deshalb sage ich noch mal ganz ausdrücklich, dass es sich hier um eine METAPHER handelt, die mir persönlich sehr hilft. Weiter im Text: Unser Gehirn mischt von Moment zu Moment einen neuen Chemikalien-Cocktail zusammen, der dafür sorgt, dass wir das fühlen, was wir eben fühlen. Bei einer depressiven Erkrankung können Wissenschaftler (häufig, aber nicht immer!) im Gehirn erkennen, dass gewisse Botenstoffe aus dem Gleichgewicht gekommen sind. Jeder Depressive hat sich mit diesen Botenstoffen auch schon mal beschäftigt. Wir reden hier von sogenannten Neurotransmittern wie Serotonin, Noradrenalin und Acetylcholin. Vor allem Acetylcholin hat es mir besonders angetan, weil ich mir bis heute nicht sicher bin, wie man es ausspricht. Doch Acetylcholin ist unter anderem dafür zuständig, wie wir lernen und unsere Aufmerksamkeit lenken können. Schon nicht ganz unwichtig, oder?

Serotonin ist sogar noch krasser! Dieser Botenstoff wirkt sich ganz konkret auf unsere Stimmung aus. Das heißt, wenn in der Menge dieses Botenstoffes irgendwas nicht in Ordnung ist, merkst du das sofort. Wenn also dein Serotonin-Budget gerade im Dispo ist, dann fuckt dich die Welt richtig hart ab. Aber du glaubst, es liegt an der Welt und nicht an einem kleinen Ungleichgewicht im Gefühlscocktail.

Unser Hirn macht den ganzen Tag nix anderes, als uns diese unterschiedlichen Botenstoffe in unser Nervensystem zu pumpen, und bestimmt dadurch unser Erleben. Wenn also der Barkeeper im Kopf Mist baut, dann kannst du auch an einem sonnigen Tag nackt über die Wiese laufen: Es wird dich nicht glücklich machen.

Das bedeutet für mich: Wenn mein Barkeeper im Kopf mir den letzten Dreck zusammenmischt, dann kann ich mich an nichts freuen.

Das hört sich jetzt nicht weltbewegend an, doch für mich hat sich dadurch alles verändert. Wenn ich morgens mit einer grauen Wolke im Kopf wach werde, versuche ich gar nicht lange, dagegen anzukämpfen. Im Gegenteil, ich frage mich, was für einen Quatsch mein Barkeeper heute bitte wieder veranstaltet. Ich gebe mir nicht mehr die Schuld für meine Laune, und ich versuche (so gut es eben geht), nicht in ein tiefes Loch zu fallen.

Der Barkeeper im Kopf leistet seine Arbeit, ich muss gar nichts machen. Er sucht sich selbst die Zutaten zusammen, ich muss ihm keine Anweisungen geben. Doch natürlich passiert es mir ständig, dass ich glaube zu wissen, was er zu tun hat.

Und es ist immer das Gleiche: Mir geht es dann meistens noch schlechter. Weil ich mir selbst die Schuld für den Mist gebe, den mein Barkeeper baut. Wie komme ich auch nur auf die dämliche Idee, ich wüsste es besser als mein Hirn? Wenn du in einer Bar bist, stellst du dich doch auch nicht hinter die Theke und diktierst, was in den Shaker gehört. Nein! Du bestellst zwei Gin Tonic und zahlst kriminelle 16,70 Euro. Und wenn es dir nicht schmeckt, bestellst du etwas anderes.

Du hältst dich einfach aus der Arbeit des Profis raus.

Ich merke sofort, wenn mein Barkeeper Quatsch macht. Sachen, die mich normalerweise überhaupt nicht tangieren, bringen mich plötzlich zur Weißglut. Wenn mich beim Soundcheck ein Techniker fragt, wie ich gerne das Licht hätte, kann es sein, dass ich für die Antwort auf diese simple Frage 20 Minuten brauche. Eher blaues Licht, oder doch helleres? Was kommt besser an? Was lässt mich besser aussehen?

Wenn mein Barkeeper seine Arbeit ordentlich verrichtet, brauche ich zwei Minuten – denn es wird schon passen. Wenn mein Kopf sauber arbeitet, kann ich leichter priorisieren, und ich treffe zum Teil ganz andere Entscheidungen. Ich wäge nicht alles ab, sondern spüre Zuversicht, mit der ich eine Entscheidung fälle.

Kurz gesagt: In einer depressiven Episode bist du ein völlig anderer Mensch. Ich bin selbst immer wieder erstaunt, wie anders ich drauf bin, wenn ich gerade in keiner Spirale hänge, wie selbstverständlich ich dann durch die Welt gehe. Auch schwierigste Probleme bekomme ich eigentlich immer ganz gut in den Griff. Doch sobald der Barkeeper schlampt, wirkt wieder alles wie eine große Nebelwolke, und die kleinsten Dinge scheinen so kompliziert wie die Relativitätstheorie zu sein.

Das ist eine meiner wichtigsten Erkenntnisse: Wenn ich nicht weiter weiß, hat das wenig mit der Situation zu tun, sondern damit, dass mein Barkeeper im Berserkermodus ist. Vor meiner Therapie versuchte ich dann, durch diesen ganzen Ärger hindurchzunavigieren, wie ein Seefahrer bei Windstärke 14. Doch hilft es nur, abzuwarten, bis sich die See wieder beruhigt hat. Denn auch eine depressive Episode hat Ebbe und Flut.

«Ja, toll, Maxi. Nun weiß ich, dass ich einen wahnsinnig untalentierten Barkeeper im Kopf habe, was soll ich jetzt machen?»

Du kannst einfach im Hier und Jetzt sein und dich nicht

groß um deine Gefühle kümmern. Du weißt, dass deine Depression nicht unbedingt etwas mit deinem Leben oder mit deiner Persönlichkeit zu tun hat, sondern mit dem wahnsinnig schlechten Job, den dein Barkeeper gerade macht.

Als ich das für mich selbst feststellte, fand ich es wesentlich leichter, mit meinen Gefühlen umzugehen. Ich musste mich nicht ständig dafür verurteilen, wenn ich mich passiv oder überfordert fühlte. Ich konnte es einfach zulassen und den inneren Barkeeper einfach sein Ding machen lassen.

Das mag jetzt für manchen banal klingen. Doch für mich war es eine Offenbarung. Vorher dachte ich, meine Gefühle seien ein klarer Indikator dafür, wie es gerade in meinem Leben läuft, eine Leitplanke im Leben, anhand deren ich meine Entscheidungen treffe. Doch in Wahrheit sind meine Gefühle das Ergebnis der Arbeit meines Barmannes.

Diese Erkenntnis hat mich total umgehauen! Als ich das verstand, war ich seit langer Zeit mal wieder richtig drauf, was mich selbst und auch meine Frau total irritierte – sie wusste gar nicht, was los ist. Ich kam von der Therapie nach Hause und war völlig gelöst. Einfach entspannt. Meine Frau war sofort skeptisch, weil sie sich fragte, ob ich Drogen genommen habe. Als ich ihr erklärte, dass ich so froh bin, weil ich jetzt weiß, dass jeder Depressionen haben kann, war sie etwas irritiert: «Warum ist das gut?»

Na ja, wenn theoretisch JEDER Depressionen bekommen kann, dann hat es nichts mit dem eigenen Charakter zu tun. Das zu sehen, war für mich ein riesiger Schritt – dass Depressionen nichts über den eigenen Wert aussagen.

Natürlich hatte ich immer noch Probleme. Es gab auch immer noch lange Phasen, in denen ich mich einfach dreckig fühlte. Kraftlos. Aber es gab einen Unterschied: Ich wusste, dass das nur bedingt etwas mit meinem Leben oder meinem Charakter zu tun hatte. Ich konnte einfach durchatmen und sagen: «Mein Kopf spielt gerade verrückt, ich muss da jetzt nicht reingehen.»

Diese Erkenntnis sorgte dafür, dass ich meiner eigenen Wahrnehmung etwas skeptischer gegenüberstand. Sie sorgte dafür, dass ich meine eigenen Gefühle und Gedanken nicht mehr so ernst nahm, wenn es mir schlecht ging.

Und so entstand ein neuer Umgang mit meiner Krankheit.

KAPITEL 14: DER LÜGNER

Er labert wieder. Kann seine Schnauze nicht halten. Er kann dich nicht in Ruhe lassen. Er lebt davon, dass er dir Nonsens erzählt. Alles, was du tust, wird kommentiert. Depression ist wie Béla Réthy im Kopf. Du bekommst keine akkurate, sondern seine Sicht der Dinge präsentiert.

Du wirst morgens wach und fühlst die Welt auf deinen Schultern. «Ich fühle mich so schwach», lügt er dir ins Ohr. «Ich habe überhaupt keinen Bock. Oh nein. Es geht jetzt schon los! Ich bin so wertlos.»

Er redet die ganze Zeit. Ständig erzählt er dir, wie du Dinge zu finden hast. Oder was du angeblich über dich denkst. Jeder Mensch hat einen solchen Lügner im Kopf. Das ist kein Problem – ein Lügner gehört zur menschlichen Grundausstattung dazu.

Das Problem ist: Du glaubst ihm.

Du glaubst all die schrecklichen Dinge, die er erzählt. Er verbreitet Fake News in deinem Kopf. Ihm ist klar, auf was du reagierst. Deshalb beginnst du, ihm zu vertrauen. Der Lügner wird zu deinem Berater. Dein persönlicher Großwesir des Unterganges. Du machst ihn groß. Er wird deine erste Anlaufstelle. Du befindest dich in einer toxischen Beziehung mit deinem Kopf.

Alles, was er sagt, muss stimmen. Er meinte es doch immer gut mit dir, oder? Irgendwann stellst du seine Aussagen gar nicht mehr infrage.

Du sitzt im Büro. Du weißt nicht mehr so genau, warum du dort arbeitest. Du machst es eben. «Die Lage ist gerade schwierig. Jetzt zu kündigen, wäre Blödsinn. Wer weiß, ob ich noch etwas Neues finde.» Das flüstert er dir ins Bewusstsein. Du glaubst ihm. Denn du glaubst, er sei du.

Du glaubst, er habe geheimes Wissen. Er kenne Leute. Kontakte bis ganz nach oben. Er macht dir Angst, und damit kriegt er dich. Er kontrolliert dich. Weil du denkst, er ist alles, was es gibt.

Du glaubst, seine Gedanken seien deine Gedanken. Du glaubst, alles, was in deinem Kopf herumspukt, gehört zu dir. Als wäre es deine Schuld, dass der Lügner lügt. Aber dich trifft keine Schuld. Ein Lügner tut eben, was ein Lügner tut. Er wird auch nicht damit aufhören. Er wird immer weiterreden.

Die Frage ist: Glaubst du ihm?

KAPITEL 15: DAS RICHTIGE MINDSET IST FÜR DEN ARSCH

An dieser Stelle muss ich etwas gestehen. Ja, auch ich war mal ein richtiger Self-help-Honk. Ein richtig ekliger, ehrgeiziger Christian-Lindner-Verschnitt, der davon überzeugt war, dass Leistung der einzig entscheidende Faktor im Laufe des eigenen Lebens ist. Ich habe auf Menschen herabgesehen, die es nicht hinbekamen. Mein Gott, wie sollte ich auch anders denken? Ich war mit 18 plötzlich jeden Tag live im deutschen Fernsehen zu sehen, zog von meinem Dorf direkt in die große Stadt, und irgendwie lief immer alles.

Wenn du Pech im Leben hattest, dann war das meiner Meinung nach ganz klar deine eigene Schuld. Ich bin so froh, dass es zu der Zeit noch kein Instagram gab. Ich befürchte nämlich, dass ich einer dieser scheußlichen Erfolgscoaches geworden wäre, die predigen, wie wichtig das richtige Mindset ist, die dir erzählen wollen, dass jede Situation nur die richtige Einstellung braucht.

Wenn du Geld brauchst, suchst du dir einfach das richtige Money-Mindset! Kein Glück bei den Frauen? Dann schnell her mit dem richtigen Flirt-Mindset! Du bist in Afrika geboren, in einem Dorf, das nur Hungersnöte kennt, und deine ganze Familie ist an Aids gestorben? Alles eine Frage der Einstellung! Du brauchst keine Hilfe, sondern das richtige Mindset!

Eine Zeit lang sprang ich voll auf diesen Zug auf, und es fühlte sich auch im ersten Moment richtig an. Wenn ich gut über mich denke, geht's mir gut. Wenn ich schlecht über mich denke, geht's mir schlecht. Also muss ich nur die ganze Zeit gut über mich denken, und dann läuft die Nummer, oder?

Für jede Lebenslage gibt es das richtige Mindset. Das Grundprinzip lässt sich so zusammenfassen: Solange du nur die «richtigen» Gedanken denkst, läuft alles. Hört sich verlockend an, und ich habe es probiert. Immer wenn ich eine Episode hatte, rief ich mir mein Mindset in Erinnerung. Es geht nur um die richtige Einstellung! Das Problem: Wenn du die Hauptfigur in einem Horrorfilm bist, ist deine Einstellung völlig egal. Du bist und bleibst Hauptfigur in einem Horrorfilm. Du kannst so positiv denken wie du willst, hinter der nächsten Ecke wartet nun mal der Axtmörder.

Wenn alles in deinem Leben nur von deinem Mindset abhängt, also von deiner Art, mit den Dingen umzugehen, heißt das nicht auch, dass du an allem Schlechten in deinem Leben schuld bist?

Wenn du an Depressionen leidest, liegt das dann nicht in

deiner Verantwortung? Du solltest ein positiveres Mindset haben!

Und schon fängt es an, richtig eklig zu werden – als ob es alles so einfach wäre. Mach dir «erfolgreiche» Gedanken, dann kommt der Erfolg. Und wenn ich Arzt werden möchte, muss ich mir dann nicht besonders viele kranke Menschen wünschen, damit mein Traum in Erfüllung gehen kann? Ziehe ich so nicht quasi das Leid der anderen Menschen an? Und wenn ich dann einen krebskranken Menschen behandle – habe ich ihm nicht indirekt diese Krankheit gewünscht?

Nach dieser Logik müsste jedes Kind, das Feuerwehrmann werden will, seine Nachbarschaft anzünden. Bedarf schafft Angebot.

Das Tückische: Es funktioniert eine gewisse Zeit! Du hast eine Zeit lang tatsächlich bessere Laune! Doch weil Depression eine Krankheit ist und nicht einfach nur eine Laune, dauert es nicht lange, bis sich die alten Muster wieder einschleichen. Wenn ich Rückenschmerzen habe, kann ich sie natürlich mit Schmerzmitteln betäuben, doch nach einer gewissen Zeit kehren sie eben zurück – so lange, bis ich mich mit den zugrunde liegenden Problemen beschäftigt habe.

Natürlich hilft eine positive Einstellung im Leben. Es macht schon einen Unterschied, ob man sich einer Aufgabe positiv oder negativ zuwendet. Aber: Wir haben unsere Laune nicht oft im Griff. Manchmal können wir sie beeinflussen, aber meistens sind wir dem ausgeliefert, was der Barkeeper uns gerade mixt.

Diese Krankheit befällt die komplette Wahrnehmung eines Menschen. Deine Linse, durch die du auf die Welt blickst, ist verschmutzt. Das Negative wird überproportional groß. Und alle Tools, die man in einer depressiven Episode verwendet, um sich besser zu fühlen, basieren auf einer falschen Faktenlage. Wenn ich also in einer depressiven Episode denke, eine Tafel Schokolade würde mir jetzt guttun, dann handle ich aufgrund einer Falschmeldung in meinem Kopf. Denn wäre ich nicht in einer depressiven Episode, würde ich nicht so schlecht von mir denken – und bräuchte keine Schokolade. Außer, ich habe Bock drauf – dann bitte schön!

Das ist das Problem mit Tools, die schnelle Lösungen versprechen; sie basieren auf einer falschen Perspektive auf die Welt und legitimieren diese «falsche» Sicht auf Dauer. Man macht die eigene Depression dadurch also noch schlimmer.

Und was ich an Mindsets und positivem Denken besonders pervers finde: Sie geben dir mehr zu tun! Du musst jeden Gedanken scannen und überlegen, ob er passt oder nicht. Darf ich das denken oder nicht? Was sagt das jetzt über mich aus? Fühle ich das wirklich?

Ich war damals übermüdet, weil ich den ganzen Tag meinen Kopf managte. Und was hat es mir gebracht? Ich wurde noch passiver, ging noch weniger raus und hatte noch weniger Kontakt zu meinen Mitmenschen, weil ich fast ausschließlich in meinem Kopf zu Hause und nicht mehr im Leben war.

«Aber Maxi: In einem der letzten Kapitel hast du gesagt, dass man seine Gedanken herausfordern soll. Warum sagst du jetzt, dass Mindsets schlecht sind?» Weil ein Mindset eine EXTERNE Lösung ist und keine eigene Erkenntnis. Das beste Mindset ist ein feuchter Furz im Vergleich zu deinen eigenen Erkenntnissen, die aus deinem Verständnis kommen. Solange das nicht passiert, bleibt ein Mindset ein schlecht sitzendes Pflaster, das nach kurzer Zeit wieder abfällt.

Gehen wir mal einen ganz anderen Weg. Hören wir doch mal für eine Sekunde auf, uns einzureden, dass wir alle super, sexy, erfolgreich sein müssten. Wie wäre es, ganz radikal zu sagen: Wir sind gut, so wie wir sind. Wir brauchen keine Upgrades, wir brauchen keine Mindsets, und wir brauchen keine Tricks.

Du bist gut, so wie du bist.

KAPITEL 16: PANIKATTACKEN DIREKT AUS DER CLOUD

Ich mag meine Panikattacken. Sie sind sehr zuverlässig. Ich wehre mich mittlerweile schon gar nicht mehr. Wenn ich morgens wach werde, weiß ich schon: Aha, heute ist es wohl wieder so weit. Ich habe ein wichtiges Meeting, einen großen Auftritt oder eine TV-Sendung. Mein Gehirn findet immer einen Grund, Panik zu bekommen. Dafür bewundere ich es auch ein kleines bisschen. Ehrlich! Ich finde das sehr bemerkenswert. Mein Gehirn könnte so viele andere Sachen tun, sich an etwas Schönes aus meiner Kindheit erinnern oder an den Spaziergang mit meiner Frau am Strand von Norderney, bei dem ich ihr einen Heiratsantrag machte. An guten Momenten in meinem Leben mangelt es nicht, und an all diese könnte mein Gehirn denken. Aber nein: Es muss eine Panikattacke sein.

Heute sehe ich das Ganze etwas gelassener – aber ich möchte dir gern vom ersten Mal erzählen, als ich dachte, ich müsse sterben.

Immer wenn mich jemand fragt, wie sich eine Panikattacke anfühlt, antworte ich «Hab doch mal eine», und wechsele das Thema, denn die nüchterne Beschreibung einer Panikattacke hört sich immer absurd an. Vor allem in Deutschland, weil wir hier eigentlich ein ziemlich sicheres Leben genießen dürfen.

Ich hoffe, darüber zu lesen, versetzt euch, liebe Leser:innen, nicht in Panik – denn das ist das Perverse an Panikattacken. Die Attacke an sich ist nicht das Problem. Sie ist in der Regel völlig harmlos. Noch nie ist jemand an einer Panikattacke gestorben. Es ist die Angst, dass etwas passieren KÖNNTE, die Angstschweiß auf die Stirn treibt.

Meine erste und heftigste Panikattacke erlitt ich bei einem meiner Auftritte bei «TV TOTAL». Ungefähr eine Woche vorher hatte ich erfahren, dass Stefan Raab mich einlud, und ich schlief in dieser Woche höchstens zehn Stunden. Es war ein Albtraum – als rollte ein riesiger Felsbrocken auf mich zu. Als wäre ich Indiana Jones, der in die falsche Richtung läuft.

«TV TOTAL» galt unter Comedians als die große Härteprobe. Wer hier gut performte, dessen Chancen auf eine Karriere stiegen.

Mich stellte das immer wieder vor ein Rätsel. Ich sah dort so viele gute Leute abschmieren, zum Teil mit den exakt gleichen Texten, die ich schon live gehört hatte! Im Club waren diese Kollegen die Kings, aber bei «TV TOTAL» wirkten sie wie die größten Amateure. Es gehörte eigentlich zum guten Ton, bei Stefan Raab jämmerlich zu scheitern.

Aber warum? Darüber machte ich mir ausführlich Gedanken.

Problem 1: Die Leute kamen wegen Stefan Raab, nicht wegen unbekannter Comedians. Selbst die ganz großen Namen hatten immer wieder Probleme, das Publikum für sich zu begeistern.

Problem 2: Das Publikum fühlte sich beobachtet, da es bei «TV TOTAL» üblich war und ist, immer mal wieder Publikum einzublenden – und groß auf einer Leinwand im Studio zu zeigen. Dadurch hat man das Gefühl, dass alles, was man macht, aufgezeichnet wird. Das stimmt ja auch. Das führt dazu, dass man nicht «locker» ist und ständig aufpassen muss, wie man gerade rüberkommt. Das sind ganz schlechte Voraussetzungen für Comedy.

Problem 3: Fernsehstudios sind sehr künstlich und oft besser ausgeleuchtet als mancher OP-Saal. Dadurch werfen selbst die kleinsten Pickel in deinem Gesicht gigantische Schatten. Bei normalem Licht sieht dein Gesicht relativ normal aus, doch in einem Fernsehstudio verwandelt sich jedes Antlitz in den Grand Canyon. Deshalb hat man oft ein Kilo Schminke im Gesicht, um die natürlichen Nachteile auszugleichen. Da ich ohnehin eine helle Haut habe, sehe ich bei TV-Aufzeichnungen immer aus wie eine Wasserleiche.

Problem 4: Der eigene Humor. Die größte Hürde, die man als Comedian überhaupt nehmen muss. Die eigene Sensibilität. Selbst wenn dein Text handwerklich sehr gut war (und das musste er bei «TV TOTAL» sein), konnte alles in die Hose gehen, weil dein Humor für die Menschen, die gerade im Studio saßen, einen Tacken zu abgedreht war. Das gehört zum Leben eines Comedians dazu. Daran trägt niemand Schuld.

Ich hatte also Stress und spielte vor jedem dieser Auftritte meine Nummern so oft, wie es ging. Jede Möglichkeit nahm ich wahr; ich ging sogar so weit, dass ich in einem kleinen Kiosk bei mir um die Ecke eine kleine Comedy-Bühne etablierte, um dort Material zu testen. Ich wollte unbedingt bereit sein und war manisch, fast schon besessen.

Am Tag vor der großen Show absolvierte ich noch einen Auftritt im Kölner Wohnzimmertheater, der sehr gut funktionierte. Mir war klar: Wenn es bei Raab auch nur halb so gut wird wie dort, dann klappt das.

Es ist leichter, sich mit vier Promille die eigene Niere zu entfernen, als bei «TV TOTAL» gut zu sein. Ich kann nur dankbar sein, dass Stefan gerne Comedians in die Sendung einlud – denn wäre man von der Reaktion des Publikums ausgegangen, hätte man mich dort nicht mehr gesehen.

Vor dem Auftritt hatte ich unglaubliche Angst; ich stand backstage und starrte 20 Minuten lang aufs Büffet. Ich war einfach abwesend. In mir tobte die Schlacht der Normandie. Ich wusste, ich war vorbereitet, aber mein Kopf sah das überhaupt nicht ein, und mein Herz schlug so laut, als legte Boys Noize im Raum nebenan auf.

Dann stand ich vor der Showtreppe. Ich hörte, wie Raab mich ansagte. «Sooooo, meine Damen und Herren! Mein nächster Gast ist ein Comedian.» Mehr weiß ich nicht mehr, denn an die folgenden fünf Minuten kann ich mich nicht mehr erinnern. Ich war einfach nicht da. Meine Erinnerung setzt wieder ein, als die Aufnahmeleiterin mich zurück in meine Garderobe brachte.

Danach war die Sache für mich erledigt. Niemandem im Team kam irgendetwas komisch vor, und auch ich thematisierte es nicht. Mir war nicht klar, was mir passierte. Ich dachte, das wäre einfach so. «Du trittst im Fernsehen auf, und das ist superstressig. Deal with it.»

Diese Episode sprach ich auch lange nicht in der Therapie an. Irgendwann kamen wir aber darauf, und mein Therapeut löste das Rätsel für mich:

Ich empfand das Gleiche, als ich vom Tod meiner Schwester erfuhr. Kurz vor meinem Auftritt rief mein Körper die einzige Reaktion hervor, die er kannte, um mich zu schützen. Er stülpte die Schneekugel über mich. Es fiel mir wie Schuppen von den Augen: Zwischen meinen Panikattacken und dem Tod meiner Schwester bestand ein Zusammenhang!

Danach ging ich davon aus, dass es mit meinem Stress langsam besser werden müsste. Pustekuchen! Meine Attacken wurden erst einmal schlimmer! Ich erlebte sie überall: in der Bahn, beim Spazierengehen, im Café. Im Waschsalon bekam ich Herzrasen und hatte so große Angst, dass ich mich auf den Boden legen musste, weil sich alles drehte. Vor der Maschine daneben saß eine Frau; sie kam zu mir und fragte: «Ist alles okay bei Ihnen?»

Ich war klatschnass wie ein Seehund in der Waschstraße

und antwortete: «Ich habe Angst. Ich habe das Gefühl, alles dreht sich!»

Und diese liebe Frau sagte völlig nüchtern:

«Dann haben Sie wohl zu lange in die Waschmaschine geschaut.»

Diese Bemerkung war so nüchtern, dass ich anfangen musste zu lachen. Das irritierte die arme Frau noch mehr. Erst war ich panisch aufgestanden, hatte nach Luft gerungen, mich dann auf den Boden gelegt und schließlich wie ein Psychopath gekichert.

Die Panik war danach noch da, doch sie hatte sich verändert. Sie wirkte distanzierter. Ich hatte nicht mehr das Gefühl, sie säße mir im Nacken wie ein fieser Mathelehrer, der nur darauf wartet, dass ich einen Fehler mache, und ich konnte mich zumindest wieder hinsetzen.

Panikattacken sind so anstrengend. Ich war so fix und fertig, als hätte ich einen Kampf gegen Floyd Mayweather verloren – mit dem einzigen Unterschied, dass ich dabei wahrscheinlich gar nicht mehr hätte aufstehen können.

Auch heute habe ich noch ab und zu Anflüge von Panik. Einfach so. Die Attacken sind bei Weitem nicht mehr so schlimm, aber ganz verschwunden sind sie nie – doch ich kann gut mit ihnen leben. Falls du auch solche Attacken kennst, und sie sind mittlerweile komplett weg – super!

Ich habe für mich erkannt, dass mein Kämpfen gegen die Panikattacken dazu geführt hat, dass ich noch mehr Stress empfand. Was mir wirklich half, war der Mut, meine Attacken anzunehmen.

Immer, wenn eine Attacke nahte, sagte ich mir: «Ich kann eh nichts machen. Herzlich willkommen, liebe Attacke. Hau rein.» Und ich habe die Angst walten lassen. Dieses «Akzeptieren» sieht für jeden Menschen anders aus, ich beschreibe hier nur meinen Umgang damit. Doch seit ich nicht mehr so viel Angst vor den Stürmen habe, ist es auch nicht ganz so tragisch, wenn es mich mal umhaut.

Dann lege ich mich eben im Waschsalon auf den Boden und warte, bis es vorbeigeht. Kein Problem. Und wenn ich ganz viel Glück habe, treffe ich vielleicht wieder einen Menschen mit einem so wunderbaren Humor.

KAPITEL 17: DAS FC-BAYERN-SYNDROM

Mit 10 Jahren sah ich die erste Folge «Pokémon», und mir ging die Titelmelodie nie wieder aus dem Kopf. Ich summe sie zum Teil heute noch, wenn ich im Supermarkt überprüfe, ob die Avocado reif ist. Der Song geht so los:

Ich will der Allerbeste sein!
Wie keiner vor mir war!

Ich glaube, diesen Text singt Christian Lindner beim Masturbieren. Gib dir mal diesen Anspruch! Ein Kinderlied, das dir sagt, dass du der Allerbeste sein sollst! Wie keiner vor dir war! Du sollst besser sein als Chuck Norris! Wenn du jetzt noch daran denkst, dass die Menschheit ein paar Hunderttausend Jahre alt ist, ist das echt viel Konkurrenz.

Ich feiere dieses Lied heute noch! Wenn ich es zufällig höre, singe ich immer mit, egal wo ich bin. Was dir fast alle Kinderserien mitteilen wollen, ist: Du bist etwas gaaaanz Besonderes. Es gibt ganz viele Kinder, aber keines ist so toll wie du!

Und du musst auch etwas ganz Besonderes leisten, denn

sonst bist du nicht mehr großartig, deine Eltern enterben dich, und du wirst nie jemanden finden, der dich liebt. Also sei gefälligst super in allem, was du machst. Du Otto.

Ich nenne diesen Drang, unbedingt gewinnen zu müssen, das FC-Bayern-Syndrom.

Dieser Exzellenzanspruch zieht sich durch fast alle Filme, Serien oder Bücher, die wir so mögen. Jetzt hau noch eine Prise Social Media dazu, und fertig ist die Depressions-Maschine.

Wir glauben, wir müssen besonders sein; uns wird beigebracht, dass es den einen Weg im Leben gibt, den wir gehen müssen. Aber hat das tatsächlich schon jemand getan und war danach permanent glücklich?

Ich kenne ein paar richtig prominente Menschen, die in ihrem Leben so viel Geld verdient haben wie alle Generationen meiner Familie zusammen. Und soll ich dir ein Geheimnis verraten? Sie sind genauso neurotisch, suchend und unglücklich wie alle anderen. Sie können sich nur größere Spielzeuge leisten, mit denen sie versuchen, das Loch in ihrer Seele zu stopfen.

Was macht uns also wirklich glücklich? Meine Antwort: nichts und gleichzeitig alles. Die schönsten Sonnenuntergänge am Strand von Mallorca können dir richtig auf die Eier gehen, und die abgefucktesten Saufnächte in der alten Scheune deines Nachbarn können Legende sein.

Es kommt immer drauf an, wie es dir gerade geht. Wenn du gut drauf bist, kann sogar die schlimmste Situation etwas Gutes für dich beinhalten. Aber wie sorgen wir dafür, dass es uns gut geht? Da habe ich leider eine schlechte Nachricht: Das können wir nicht. Es ist absolut unmöglich, dass es dir 100 Prozent der Zeit gut geht. Selbst an den schönsten Tagen wirst du richtige Abfuck-Momente erleben. Das ist in Stein gemeißelt. Kein Mensch entflieht dieser Wahrheit. Die Scheiße wartet auf dich. Was machen wir da? Gehen wir mal die klassischen Punkte durch, die glücklich machen sollen:

Geld

Der Klassiker. Menschen wollen viel Geld verdienen, weil sie glauben, das mache sie glücklich. Geld ist ohne Zweifel eine richtig gute Sache. Wenn man es nicht hat, ist das echt scheiße. Sorry, wenn ich das so deutlich sage, aber es ist einfach so. Geld ist ein sehr gutes Werkzeug, um die Miete zu bezahlen, eine Familie zu ernähren oder ein schönes Geschenk zu kaufen. Jedes Mal, wenn ein Promi auf seinem spirituellen Kackfilm hängen bleibt und sagt: «Geld ist nicht wichtig!», dann möchte ich ihm den Eisernen Thron aus *Game of Thrones* direkt ins Gesicht werfen. Weil das einfach Quatsch ist. Aber glücklich macht Geld nicht automatisch; es gibt viele depressive Millionäre. Denn das Blöde ist: Wenn du Geld brauchst, hast du nicht genug – und wenn du es hast, reicht es nicht. Du kaufst dir 200 Perserkatzen, die in einem Ferrari geliefert werden – nach zwei Tagen spielt es keine Rolle mehr, und dir ist wieder langweilig.

Beziehung

Ich dachte immer, dass man in einer Beziehung seine Erfüllung finden muss. Warum sollte man sonst sein Leben mit jemandem teilen? Der andere hat mich gefälligst glücklich zu machen! Das ist leider eine Aufgabe, die kein Mensch auf dieser Welt erfüllen kann. Niemand kann uns dauerhaft glücklich machen, denn derselbe Partner, den wir in einem Moment über alles lieben, kann uns in ein paar Stunden schon wieder übelst auf die Nerven gehen. Wir haben doch alle diesen einen Freund, der extremes Partner-Hopping betreibt und manchmal sogar mehrgleisig fährt. Digger, wo nimmst du die Zeit her? Dieser ganze Aufwand! Und am Ende fliegt ihm alles um die Ohren, und er steht alleine da.

Beruf

Leute flüchten sich in die Arbeit, weil sie hoffen, so glücklich zu werden. Wenn ich hart performe, mich richtig anstrenge, ganz nach oben komme – dann bin ich hier der Babo! Diese Kandidaten befinden sich auf der Burn-out-Allee auf der Überholspur Richtung Nervenklinik. Außerdem gibt es im Job immer jemanden, der weiter ist als du. Der irgendwie mehr kann. Der bessere Kontakte hat. Es gibt Faktoren, die man mit eigener Leistung nicht ausgleichen kann. Justin Timberlake wäre wahrscheinlich Kellner geworden, wenn er nicht so gut aussehen würde.

Achtung! Die Comedy-Abteilung! Wenn Menschen fragen, warum man auf die Bühne geht, um Lacher zu kassieren, gibt es die unterschiedlichsten Antworten: Man will den Menschen ein gutes Gefühl geben. Man will zu einer besseren Welt beitragen. All das sind feine Gründe. Doch würde ich behaupten, dass das tatsächlich mein Beweggrund ist, dann würde ich lügen. Man geht auf die Bühne, um Bestätigung zu bekommen. Mir war selbst lange nicht klar, dass ich vom Publikum in Wahrheit Liebe wollte. Wie es in dem Film *Birdman* so schön heißt: Du verwechselst Liebe mit Bestätigung.

Als ich erkannte, dass ich meine Stimmung nicht wirklich kontrollieren kann, stellte sich mein ganzes Leben auf den Kopf. Ich jage keine Dinge in der Außenwelt, sondern Gefühle. Wir sitzen in einem Aufzug, und der bewegt sich ständig auf und ab. Und je nachdem, wo dieser Aufzug sich gerade befindet, sehen wir die Welt.

Wir kennen doch sicherlich Ratschläge wie «Schlaf doch noch mal ’ne Nacht darüber!». Diese Weisheiten gibt es nicht ohne Grund: Sie geben dem Aufzug die Chance, das Stockwerk zu wechseln. Ich mache in meinem Leben oft genug die Erfahrung, dass sich meine gelebte Realität drastisch ändert, je nachdem, wie meine Laune gerade ist. Schau dir deine eigenen Erfahrungen an, ob das stimmt! Mach doch einfach das Experiment und überprüfe, wie oft sich deine Meinung zu gewissen Dingen im Laufe des Tages ändert.

Wenn mein Aufzug unten ist, habe ich die krankhafte Neigung, ständig gewinnen zu müssen. Was ich abliefere, muss exzellent sein. Das Publikum muss vor Begeisterung gar nicht mehr aufhören zu klatschen. Alles, was darunterliegt, ist eine krachende Niederlage. Ich nenne es das FC-Bayern-Syndrom.

Der FC Bayern ist der erfolgreichste Fußballclub in Deutschland. Woher wissen wir das? Sie sagen es uns. Jedes verdammte Mal! Ich kann es langsam nicht mehr hören. Ja! Wir haben es kapiert! Ihr seid die Geilsten! Könnt ihr jetzt einfach eure vergoldeten Steaks essen und Ruhe geben? Jedes Mal, wenn ich einen der Verantwortlichen des FC Bayern im Interview sehe, spüre ich diesen selbst auferlegten Zwang, gewinnen zu müssen. Wer hier spielt, muss Champions League sein, alles darunter ist nicht akzeptabel.

Fällt dir auf, wie oft ich das Wort «muss» benutzt habe? Genau das drückt das FC-Bayern-Syndrom aus. Man MUSS gewinnen. Man kann nicht einfach auf den Platz gehen und Spaß haben. Dafür stehen die Bayern nicht. Sie stehen für leidenschaftslose Effizienz, die jeden Gegner mit kalter Exzellenz vom Platz spielt. Dann hat man mal wieder 2:0 gewonnen, aber was heißt das schon? Hat das noch eine Bedeutung? Ist doch eh egal. Denn der Drang zu gewinnen wird dadurch nicht kleiner. Auch der nächste Gegner muss besiegt werden.

Natürlich habe ich letztendlich keine Ahnung, was in den Gemäuern an der Säbener Straße in München wirklich vor sich geht. Vielleicht lassen die Bayern nach jedem

Sieg auch Sex-Worker einfliegen und vögeln sich die Seele aus dem Leib. Falls das stimmen sollte: Herzlichen Glückwunsch. Was ich aber weiß, ist: Immer gewinnen müssen ist mega-anstrengend und macht nicht glücklich.

Gewinnen zu WOLLEN, ist eine andere Geschichte. Wenn man gewinnen will, sucht man in erster Linie den Wettbewerb. Man mag es, sich zu messen; das spornt an, noch besser zu werden. Dafür muss man aber eine gewisse Reife erlangen. Man darf das Vorgehen in einem (fairen) Wettbewerb nicht persönlich nehmen, und man muss akzeptieren, dass Verlieren dazugehört. Manchmal sogar sehr oft. Denn Verlieren und Gewinnen gehören zusammen; man bekommt das eine nicht ohne das andere. Sich das klarzumachen, führt schon mal zu einer enormen Spannung. Das heißt nicht, dass man jetzt alles hinwirft und schlampig wird. Im Gegenteil! Wenn man sich von dem Ergebnis seiner Arbeit unabhängig macht, kann man frei aufspielen.

Jedes Mal, bevor ich auf die Bühne gehe, mache ich mir klar, dass der Auftritt komplett in die Hose gehen kann. Vielleicht hat das auch etwas mit meiner Unsicherheit zu tun, aber ich kann aus eigener Erfahrung sagen, dass mir diese Einstellung hilft. Alle Profis akzeptieren in ihrem jeweiligen Bereich die Risiken ihres Feldes. Ein Herzchirurg muss mit der Tatsache leben, dass es Tage geben wird, an denen er einen Patienten an den Tod verliert. Und er trägt nicht immer die Schuld daran! Er kann den menschlichen Körper perfekt verstehen; selbst das schützt ihn nicht vor einer Niederlage. Das Einzige, was wir beim

Pokern unter Kontrolle haben, ist unser Blatt – aber nicht das Spiel. Wir wissen nicht, welche Karten auf den Tisch kommen. Wir wissen nicht, welche Karten unsere Gegner haben. Wir wissen nicht mal, ob unser Gegner blufft oder nur ganz dringend aufs Klo muss. Im Endeffekt können wir nur unseren Beitrag leisten.

Jetzt sagst du vielleicht: «Moment mal, soll das heißen, ich soll einfach schlappmachen?» Überhaupt nicht. Stell dir vor, das Einzige, was du machen musst, wäre, deinen Beitrag zu leisten. Du müsstest dich nicht damit beschäftigen, wie deine Arbeit ankommt, ob du beliebt genug bist, ob das deine Aufstiegschancen beeinflusst, ob deine Zukunft sicher ist etc.

Lass diesen Gedanken nur einen Moment zu. Was wäre, wenn du gar nicht so viel unter Kontrolle hast, wie du dachtest? Wie würde dein Leben aussehen? Denn das ist eine Säule des FC-Bayern-Syndroms. Der Glaube, man könne durch die eigene Arbeit alles kontrollieren. Man ist so verdammt wichtig, dass man für alle Eventualitäten zuständig ist. Ja! Ich bin der große Übergott, der jede Konsequenz bis ins Kleinste kontrolliert! Das ist anstrengend und führt auf lange Sicht zum Burn-out.

Viele meiner Kollegen sind von der Bühne direkt ins Krankenbett gefallen. Ich war auch schon ein paarmal knapp davor. Wenn man ständig im zweiten Gang 120 fährt, brennt irgendwann der Motor durch. Irgendwann muss man hochschalten. Doch wie funktioniert dieses Hochschalten in der Psychologie? Hier tritt eines der größten Paradoxe der Leistungsforschung zutage.

Du bist am besten, wenn es dir gut geht.

«Moment mal? Wenn es mir gut geht? Aber wenn es mir gut geht, dann mache ich doch nix!»

Das ist der große Irrtum unserer Leistungsgesellschaft. Wenn wir gesund sind (auch mental), dann sind wir am besten. Wir haben die richtigen Ideen zur richtigen Zeit. Wir können einschätzen, welches Projekt gerade unsere Aufmerksamkeit braucht. Wir haben in hitzigen Diskussionen die richtigen Argumente. Wir haben Geduld für uns selbst und unsere Mitmenschen.

Fast jeder Top-Performer bestätigt das; er ist auf seinem Peak, wenn er im Moment präsent ist. Wenn er sich nicht damit aufhält, was seine Arbeit für ihn bedeutet, sondern er einfach nur seine Arbeit macht. Wenn das Ego verschwindet.

Hört sich doch alles supernice an, oder? Man chillt einfach und ist trotzdem der Geilste. Danke, Maxi! Toller Tipp!

So einfach ist es dann doch wieder nicht, denn es gehört schon eine gewisse Spannung dazu. Doch in meinem Beispiel ist diese Spannung nicht Zwang, sondern Freude. Wer Freude bei der Arbeit hat, der erledigt sie besser, findet sinnvollere Lösungen für schwierigere Probleme. Wir kämpfen nicht gegen das Leben, sondern gehen mit ihm. Das ist für Perfektionisten wie mich wahnsinnig schwer zu begreifen. Wenn ich nicht so viel kämpfen muss, wie kann ich dann bitte schön der Held sein? Wenn mir alles leicht von der Hand gehen soll, wie soll ich mich danach dafür feiern lassen können, dass ich den Drachen ganz alleine besiegt habe?

Genau dieser Leistungsdruck hindert uns daran, abzuschalten – weil wir der Meinung sind, alles im Griff zu haben, zu entscheiden, wie die Party läuft. Aber das tun wir letztendlich nicht. Wir haben nicht mal uns selbst unter Kontrolle. Weißt du, was du in fünf Minuten denken wirst? Weißt du, wie es dir heute um 13 Uhr 28 gehen wird? Unser Gefühlszustand befindet sich in einem ständigen Auf und Ab, was ein Vorhersehen völlig unmöglich macht. Man kann sich immer nur so nehmen, wie man nun mal gerade ist.

Selbst wenn du alles richtig machen würdest, wenn du den perfekten Job ablieferst, das perfekte Kind erziehst, die perfekte Partnerschaft führst, bliebe eine ganz gewaltige Sache auf der Strecke.

Du.

Wenn wir ständig perfekt sein müssen, dann reicht «okay» einfach nicht mehr. Das eigene Tun wird an einem völlig erfundenen Maßstab gemessen.

Ich musste lernen, mich selbst weniger ernst zu nehmen. Meine Ansprüche als das zu nehmen, was sie sind: ausgedacht.

KAPITEL 18:
DER NÄCHSTE SCHRITT ERGIBT SICH

Wir Menschen sind geniale Geschichtenerzähler. Gegen uns ist Tolkien ein Amateur. Unsere Fantasie präsentiert uns jeden Tag aufs Neue wahnwitzige Szenarien, was in unserem Leben passieren könnte. Das Problem ist: Meistens treffen sie überhaupt nicht ein. Wir bescheißen uns selbst. Wir haben einen eigenen kleinen BILD-Journalisten im Kopf, der uns den lieben langen Tag nichts anderes als eine Horrornachricht nach der anderen ins Gewissen plärrt.

Immer, wenn du vor einer neuen Aufgabe stehst, lodert dieser kleine Selbstzweifel in dir: Schaffst du das wirklich? Bei einigen ist er so stark verankert, dass sie sich überhaupt nichts mehr zutrauen. Mit der Kraft, die du dafür aufwendest, dich kleinzumachen, könntest du dich aufbauen.

Manchmal macht man etwas nicht, weil man nicht weiß, wie man beginnen soll. Da gibt es nur eine Lösung: anfangen. Wie Goethe schon sagte: «Aller Anfang ist heiter.»

Was Goethe übrigens auch gesagt hat: «Beweg deinen Arsch, du wirst schon irgendwie klarkommen!»

Wie lernt man schwimmen? Man lernt nicht schwimmen, indem man darüber nachdenkt. Kein Schwimmlehrer wird dir an einem Flipchart Wasser aufmalen, sondern geht mit dir ins Wasser. Du lernst schwimmen durch ... SCHWIMMEN.

Wie lernt man Rad fahren? Indem deine Schwester die Stützräder versteckt und du ein paarmal auf die Fresse fliegst. Irgendwann hast du den Dreh raus, und du fährst. Ganz ohne Coaching. Einfach so. So war es zumindest bei mir.

Wir Menschen sind Lernmaschinen. Wenn wir lange genug am Ball bleiben, werden wir besser in dem, was wir tun. Das heißt nicht, dass du gleich zu Lance Armstrong wirst, aber du wirst deinen Arsch vorwärtsbewegen.

Stell dir vor, du fährst nachts mit dem Auto. Die Scheinwerfer reichen nur knapp für die nächsten 50 Meter, die vor dir liegen. Mehr brauchst du auch nicht. Wir stellen uns oft selbst ein Bein, indem wir glauben, wir müssten schon den ganzen Weg kennen. Wie krank ist das bitte? Sind wir Hellseher? Natürlich nicht, aber trotzdem leben wir so. Jedes Mal, wenn wir einen Plan aufstellen, fantasierst du. Wenn du Gott zum Lachen bringen willst, dann mache einen Plan. Pläne sind dazu da, unsere eigene Unsicherheit vor dem Unbekannten zu unterdrücken. Deshalb gibt es Quartalsmeetings. Deshalb müssen Vorhersagen getroffen werden. Wie oft stimmt denn schon der Wetterbericht? Wie das Quartal letztendlich wird, weiß keiner.

Niemand kennt den Weg, und diese Unsicherheit macht

uns wahnsinnig. Unsere rationalen Gehirne können mit dieser großen Unbekannten nicht leben. Deshalb erfinden wir Gesetze und Regeln.

Das war für mich der erste Schritt aus dem eigenen Perfektionismus: Ich nehme meine Arbeit nicht mehr persönlich. Genauso wie ein Handwerker es nicht persönlich nimmt, einen Tisch zu bauen, so nehme ich es nicht persönlich, ein Buch zu schreiben. Ich mache es einfach. Weil es meine Aufgabe ist. Aus diesem distanzierten Verhältnis entsteht eine große Freiheit, aber es wird auch ein Tabu gebrochen. Denn in unserer Zeit muss man für seine Arbeit brennen! Man muss alles geben! Total in seinem Job aufgehen, das komplette Sein muss durch die Arbeit ausgedrückt werden. Muss es nicht. Das ist die große Selbsthilfe-Lüge, die uns im Taschenbuchregal am Bahnhofskiosk erwartet.

Arbeit muss in erster Linie nur eines: erledigt werden. Kein großes Drama. Keine große Sinnsuche. Sie muss einfach nur getan werden. Im Tun findet sich das Glück.

Ich hatte mal die große Freude, im schönen Goslar aufzutreten, und war völlig überrascht, wie hübsch die Altstadt ist. Ich kam mittags mit der Bahn an und hatte noch ein bisschen Zeit bis zum Auftritt. Also setzte ich mich auf eine Parkbank und genoss einfach den Moment. Ein Straßenkehrer verrichtete ein paar Meter von mir entfernt seine Arbeit. Ich beobachtete ihn genau, weil ich nichts Besseres zu tun hatte, aber auch, weil er eine sehr ungewöhnliche Ruhe ausstrahlte. Ich dachte mir nichts weiter dabei, ging zum Hotel, hatte eine kleine Panikattacke und war danach auf der Bühne. Als ich nach dem Auftritt zurück an die Parkbank kam, sah ich den Straßenkehrer auf der anderen Seite. Ich war verwundert. Auf meine Frage «Entschuldigen Sie bitte. Haben Sie jetzt den ganzen Tag nur die Straße gekehrt?» antwortete er gelassen: «Anscheinend.»

«Wie machen Sie das?»

«Was?»

«Na, dass Sie so lange eine Straße kehren? Den ganzen Tag!»

«Ach, das geht ganz einfach.»

«Wie?»

Dann weihte mich der Mann in sein Geheimnis ein. «Es geht immer nur um den Meter vor dir. Alles andere ist uninteressant.»

Ich fühlte mich nach diesem Satz etwas dümmer. So richtig schlau klang er nicht, doch dieser Straßen-Obi-Wan sagte diesen Satz mit einer Ruhe und Selbstverständlichkeit, dass ich mir einen blöden Spruch verkniff. Ich hatte das Gefühl, als sei ich Teil einer Geschichte von Michael Ende. Später saß ich im Hotel und sah mir die Aufzeichnung meines Auftritts an. Es gibt für mich nichts Schlimmeres, als das eigene Gesicht zu sehen. Bis heute tue ich mich damit schwer. Ich bin manchmal erstaunt, dass Menschen dafür überhaupt Eintritt bezahlen. Trotzdem gehört das Analysieren zum Handwerk dazu. Was hat funktioniert, was nicht? Kann man vielleicht noch etwas an der Performance verbessern? Hat man seltsame Manierismen? Ich zum Beispiel sage verhängnisvoll oft «Alter». Keine Ahnung, wieso. Es ist ein unterbewusstes Füllwort auf der Bühne geworden, das mein Hirn jedes Mal ausspuckt, wenn es nicht weiterweiß. Während des Analysierens fiel mir etwas Interessantes auf. Jedes Mal, wenn ich «Alter» sagte, griff ich mir gleichzeitig in die rechte Hosentasche. Ich saß alleine in meinem Hotelzimmer und schaute mir die jeweiligen Stellen dutzende Male an. Der Auftritt dauerte ungefähr 30 Minuten, und ich griff mir sage und schreibe 14-mal in die Hosentasche. Völlig unbewusst. Ich sagte 14-mal «Alter» und griff mir dabei an den eigenen Sack, und ich habe es nicht mal gemerkt. Warum? Glaub mir, es gibt schönere Fragen als «Warum greife ich mir vor fremden Menschen dauernd an den Sack?».

Bei den nächsten Auftritten achtete ich darauf. Und tatsächlich. Ich griff mir so oft an den Sack, wie andere Leute Fingernägel kauen. Es war eine völlig unbewusste Übersprunghandlung, und kein Mensch hat mir das je gesagt! Nach längerem Beobachten erschloss sich mir der Grund: Ich war im Kopf nicht bei der Sache. Ich war so stark darauf fokussiert, meinen Auftritt richtig zu absolvieren, konzentriert zu bleiben, dass ich in meinem Gehirn ein Stresslevel aufrechterhielt. Ich war viel mehr mit mir und meinem Text beschäftigt als mit dem Publikum vor mir. Mein Körper war anwesend, aber mein Geist war schon zehn Zeilen weiter. Obwohl ich im Raum war, war ich trotzdem nicht präsent.

Meine Erfahrung mit Flow ist, dass er nur dann kommt, wenn wir uns selbst aus dem Weg gehen. Wenn man Sportler fragt, wie sie Flow empfinden, sagen sie oft: «Ich war komplett im Moment.» Wenn Schauspieler auf der Bühne richtig gut sind, tritt ihre Persönlichkeit für einen kurzen Moment in den Hintergrund.

Ich kann aus meiner Bühnenerfahrung Ähnliches berichten. Meine besten Auftritte sind die, bei denen es nicht um mich geht. Sobald der Fokus auf mir liegt, werde ich schlechter. Sobald ich glaube, ich muss etwas beweisen, zeigen oder jemanden überzeugen, wird es sehr schwierig. Doch der Moment, in dem ich darauf vertraue, dass mein Unterbewusstsein die Sache regeln wird, kann ich mich aufs Spaßhaben konzentrieren. Ich werde die richtige Antwort finden, wenn ich sie brauche. Das ist natürlich eine sehr undeutsche Art, sich mit einer Situation zu konfrontieren. Wir wollen schon im Voraus alles abgesichert wissen und am besten schon die Lösung haben, bevor das Problem entsteht. Wir wollen vorbereitet sein.

Doch du musst dir folgende Frage stellen: Willst du lernen oder vorbereitet sein? Das eine schließt das andere erst einmal aus. Wenn man vorbereitet ist, hat man eine gewisse Version seiner Tätigkeit im Kopf, und genau diese Vorstellung im Kopf beschränkt uns, weil wir so ein absurd hohes Vertrauen in unsere Vorstellungskraft haben, dass wir uns nicht mal vorstellen können, eventuell falschzuliegen. Nicht nur mit den Einschätzungen der Situation, sondern auch mit der Einordnung unserer eigenen Fähigkeiten.

Es gibt genügend Studien, die belegen, dass wir Menschen katastrophal darin sind, unser eigenes Können akkurat einzuschätzen. Ich bin da genauso. Wenn ich glaube, ein Auftritt könnte ganz gut verlaufen, wird er meistens schlechter als erwartet. Wenn ich denke, er geht in die Hose, ist er ganz okay. Deshalb ist es für mich am besten, wenn ich erst gar nicht darüber nachdenke. Ich gehe einfach auf die Bühne und mache mein Ding. Außerdem weiß ich auch nicht, was mir in der entsprechenden Situation noch einfallen könnte.

Diese Unsicherheit resultiert aus einer fundamentalen Angst: dass wir nicht gut genug sind.

Was wäre, wenn doch?

KAPITEL 19: DER KÖNIG GIBT SICH KEINE MÜHE

Du musst nicht «gut» sein.

Krass, oder? Man muss nicht gut sein in dem, was man macht. «Gut» ist ein Konzept, das wir erfunden haben. Was ist schon gut? Die Natur kennt kein «gut».

Der beste Satz zu diesem Thema stammt von Charles Bukowski, der auf seinem Grabstein die Worte «Don't try» verewigen ließ. Jahrelang grübelten seine Anhänger, was er damit gemeint haben könnte. Meinte er damit vielleicht, man solle es lassen? Einfach aufgeben? Das Handtuch werfen, mit Benzin übergießen und anzünden?

Seine Frau sorgte für Erleuchtung: Als Herr Bukowski gefragt wurde, was sein Tipp für junge Autoren sei, schrieb er nur diese beiden Worte. Er wollte damit sagen, dass der bloße Versuch, es gut zu machen, schon zu viel ist. In dem Moment, in dem wir versuchen, etwas «gut» zu machen, verweigern wir unsere eigene Authentizität. Allein aus dieser Absicht heraus passen wir uns einer Form an, anstatt eine eigene zu finden.

Diese Erkenntnis hat mich umgehauen. Mein Wille, an mir zu arbeiten, sorgte dafür, dass ich genauso wie die anderen wurde. Austauschbar, generisch, vorhersehbar. Ich musste also viel von meinem Ehrgeiz reduzieren, um wirklich kreativ arbeiten zu können.

Der Rhetorik-Coach Michael Rossié hat es in einem seiner Vorträge wunderbar auf den Punkt gebracht: «Geben Sie sich in diesem Leben keine Mühe mehr. Der König gibt sich keine Mühe. Möchten Sie ein Date mit jemandem haben, der sich Mühe gibt? Ich will nicht den, der es versucht! Ich will den König!»

Es ist Quatsch, sich Mühe zu geben. Es braucht keine Mühe, sondern Hingabe. Sich vollends in einen Prozess zu werfen und einfach mal zu schauen, was da kommt. Ab ins kalte Wasser, Fett schwimmt sowieso oben. Hab eine gewisse Zuversicht und Lust aufs Unbekannte, auf das große Nichts vor jeder neuen Aufgabe.

Wie soll ich das schaffen? Wie mache ich das? Du schaffst das JETZT. Das JETZT ist der Moment, in dem man etwas schafft. Sei der Schritt noch so klein, es ist ein Schritt.

Probiere das ruhig mal aus. Such dir eine Aufgabe und gib dir bewusst keine Mühe. Erlöse dich von dem Zwang, gut zu sein. Erlaube dir, Spaß an der Sache zu haben. Der Spaß ruht nicht in der Sache, sondern in dir. Werde zu einem kleinen Kind und blende alles um dich herum aus. Verliere dich in deinem Tun. Dort liegt die Ewigkeit.

Wenn ich heute auf die Bühne trete, ist für mich nichts wichtiger als die Menschen, für die ich gerade spiele. Ich mache mir keine Gedanken darüber, wie ich rüberkomme, ob meine Texte gut sind, ob ich gut genug bin. Mich interessiert nur der Moment.

Das ist enorm wichtig, ich kann es dir nur ans Herz legen. Überprüfe mal für dich, ob du dir bei allem wirklich so viel Mühe geben musst. Das heißt nicht, dass du zu einem gewissenlosen Arschloch mutieren sollst. Genau diese Arschlöcher sind es, die sich viel zu viel Mühe geben.

Du wirst auch nicht verwahrlosen, wenn du ein bisschen rumprobierst. Wir haben gelernt, uns selbst anzutreiben, uns selbst zu terrorisieren, damit wir «funktionieren». Stell dir vor, du könntest ohne den Terror funktionieren. Stell dir vor, du könntest alles in deinem Leben tun – ohne Stress.

Gib dir einfach keine Mühe.

«Don't try.»

DAS LETZTE KAPITEL: PERSPEKTIVWECHSEL

Das ist mein Lieblingskapitel. Einer der nützlichsten Schritte, wenn man etwas besser verstehen will, ist der Perspektivwechsel. Und aus meiner Perspektive hast du jetzt wahrlich genug gehört. Deshalb lege ich das letzte Kapitel in die Hände des klügsten Menschen, den ich kenne: meiner Frau Eva Gstettenbauer.

Wie es ist, mit einem depressiven Menschen zusammen zu sein? Ich will mal versuchen, es zu beschreiben. Aber von vorne: Erst einmal werde ich mich in diesem Text weigern, zu sagen, dass jemand an Depressionen erkrankt ist oder krank ist. Ja, objektiv gesehen ist das richtig. Jemand, der Depressionen hat, leidet und ist auch «krank». Aber ich finde es blöd, den Menschen so zu betiteln. Nicht, weil es nicht stimmt – aber es brandmarkt einen depressiven Menschen und schiebt ihn an den Rand, und das möchte ich nicht. Jeder Depressive ist normal, so wie er ist. Eine Krankheit zu haben, suggeriert immer, dass man geheilt werden oder gesund werden müsse. Und das wiederum erzeugt in meinen Augen einen Zwang, der einfach Quark ist und zusätzlich Druck macht. Wenn du

Depressionen hast, bist du gut so, wie du bist. Du bist nicht falsch, beschädigt oder weniger wert als jemand, der keine Depressionen hat. Du bist einfach so. Wenn du dir Hilfe wünschst, dann hole sie dir. Wenn du sagst, du kommst zurecht – auch gut. Depressionen zu haben, ist absolut nichts, wofür man sich schämen muss. Du bist du, du bist okay, du MUSST nicht geändert werden – du darfst aber Hilfe in Anspruch nehmen, ohne dass es dir peinlich sein muss.

Ich stelle mir Depression vor wie Farbenblindheit. Max und ich können die gleiche Tomate anschauen, und doch nehmen wir sie beide anders wahr. Meine Tomate ist immer rot und tomatig. Max' Tomate ist manchmal vergammelt, wässrig oder grau. All das ist in der depressiven Phase absolute Realität, und Max wird sich von mir auch nicht vom Gegenteil überzeugen lassen.

Ich mag das Beispiel noch aus einem anderen Grund. Niemand würde zu jemandem, der farbenblind ist, sagen, dass er sich mal anstrengen solle, dann könne er schon alle Farben sehen. So ist das mit Depressionen. Jede ist anders und nicht immer gleich schwer. Aber dennoch ist die Person depressiv.

Aber zurück zum Thema. Wenn du jemanden kennst oder mit jemandem zusammen bist, der depressiv ist, gibt es für mich drei Grundgedanken, die ich versuche zu beherzigen.

1. Gedanke

Du bist nicht für die Gefühle und Stimmungen deines Gegenübers verantwortlich.

Zu Anfang versuchte ich immer, Max aufzumuntern. Ich wollte nicht, dass er schlecht gelaunt ist, gab mir oft die Schuld dafür oder war genervt, dass wir irgendetwas mal wieder nicht machen konnten, weil er «schlechte Laune» hatte. Ich möchte das nicht beschönigen, an dieser Aufgabe bin ich fast verzweifelt. Ich weinte oft aus Wut und Verzweiflung, weil ich die Situation, in der wir steckten, nicht ändern konnte. Ein Beispiel: Ich wollte in der Stadt bummeln. Strahlender Sonnenschein, samstags morgens. Ein laues Lüftchen. Ich hatte Bock auf Händchenhalten, spazieren, Kaffee trinken und knutschen. So oder so ähnlich hatte ich mir das gedacht. Aber ihr ahnt es schon – daraus wurde nichts, denn gleich nach dem Aufstehen hatte Max Gedanken, die mit meinem Vorhaben nicht kompatibel waren. Daran änderten auch mein liebevoll hergerichtetes Frühstück oder verzweifelte Blödelattacken meinerseits nichts. Alles, was ich tat, verschlimmerte die Situation nur. Bei mir, weil ich es nicht schaffte, Max aus dem Tief zu hieven. Bei Max, weil er sich nur noch mehr bedrängt und falsch fühlte und weil ich ihn auch einfach störte. Ich störte ihn in seinen Gedanken und beim So-Sein, wie er gerade war. Erst als ich verstand, dass er nicht anders kann und ich nicht schuld bin, dass ich ihn nicht aufmuntern kann oder muss, habe ich uns befreit. Es waren anfangs verfahrene und schlimme Situationen. Echt. Aber sobald du dir darüber klar wirst, dass du nichts ändern kannst, weil es nicht geändert werden muss, wird es leicht. Jemanden, der depressiv ist, zu lieben, heißt, ihn so zu lieben, wie er ist. Lass sie. Biete Hilfe oder eine Umarmung an, und wenn das nicht gewünscht ist, ist es auch okay. Das bedeutet nicht, dass deine Partnerin, dein Partner dich nicht liebt! Lass Kekse und Liebe da und dann geh, wie in meinem Fall, alleine bummeln. Vielleicht ist die Situation bei deiner Rückkehr schon anders. :)

2. Gedanke

Verabschiede dich von dem, was du für die perfekte Beziehung gehalten hast. Ich hatte sehr genaue Vorstellungen von dem, wie eine richtig gute Beziehung zu sein hat. Ich will nicht lügen – ich bin ziemlich hart in der Realität gelandet. Jemanden zu lieben, heißt nämlich nicht, dass immer alles tutti ist oder so läuft, wie dein sorgsam ausgeklügelter 26-Punkte-Plan es vorgesehen hat. Nimm Liebe als Fundament und dann schau, was ihr zusammen bauen könnt. Vielleicht wird es nicht das vom Architekten geplante perfekte Einfamilienhaus. Unter Umständen wird es etwas ganz anderes, aber genauso schön, eben weil ihr es zusammen gebaut habt. Fernab von den Konventionen, die uns Werbung, Freunde, Hollywood oder unsere Eltern vorleben, gibt es nämlich eure eigene Wirklichkeit. Vielleicht mit Geheimnissen, die ihr niemandem (auch nicht nach einer Flasche Grauburgunder) erzählt. Und das ist okay! Jede Beziehung darf ihre eigenen Geheimnisse haben, gerade wenn einer von euch depressiv ist.

Max und ich haben in den letzten zehn Jahren ein ganz wunderschönes Beziehungshaus gebaut. Es hat einen wundervollen Blumengarten, eine umlaufende Veranda, und das Beste daran ist: Wir haben unserer Tochter ein Zuhause geschaffen. Wenn ich daran denke, erfüllt es mich mit Liebe, Dankbarkeit und Stolz.

3. Gedanke

Wenn du nicht mehr kannst, geh weg. So weit, wie du willst. Für mich hat meist ein Raum weiter gereicht. Warum?, fragst du dich vielleicht. Ich denke dann manchmal an diesen Spruch:

«Mit dummen Menschen zu streiten, ist, wie mit einer Taube Schach zu spielen. Egal, wie gut du Schach spielst, die Taube wird alle Figuren umwerfen, auf das Brett kacken und herumstolzieren, als hätte sie gewonnen.»

Falls du jetzt dein Fingerchen schon gehoben hast und sagst: «Depressive Menschen sind nicht dumm!», dann hast du natürlich recht! Es ist ja auch nur ein Beispiel, du Oberschlaukopf! Natürlich sind depressive Menschen nicht dumm oder zu blöd, um irgendetwas zu checken. Wer wüsste das besser als ich. Max ist schlau. Vielleicht sogar schlauer als ich. Und das macht es so knifflig, mit ihm zu sprechen oder zu streiten, wenn er in einer depressiven Phase ist. Als absoluter Profi im Denken hat er nämlich schon alles von vorne bis hinten mit sich selbst ausdiskutiert. Das führt dazu, dass deine Anmerkungen schneller als ein nackter Hintern auf Schmierseife (viel Spaß mit diesem Bild!) ad absurdum geführt werden, auch wenn sie objektiv gesehen richtig sind. Und am Ende zweifelst du an dir selbst. Und genau das ist der Punkt, um zu sagen: Stopp! Ich muss jetzt meinen inneren Kompass wieder beruhigen und weggehen. Das kann man ganz normal tun, ohne Türenknallen und ohne dass sich dein Gegenüber nicht respektiert fühlt. Sprecht außerhalb einer Episode darüber, wie ihr euch als Paar in solchen Situationen verhalten möchtet. Und wenn es zum ersten Mal passiert, sprecht hinterher darüber. Reden ist SO wichtig. Echt.

Manchmal klappt das nicht. Leider. Dann kackt einer aufs Schachbrett, und der andere ist traurig und verletzt. Das passiert. Was ich dann mache? Warten, bis die Traurigkeit vorbei ist. Und daran denken, dass Dinge, die in solchen Situationen gesagt werden, oft nicht so gemeint waren.

Das kannst du nicht? Das ist okay.

Findet für euch einen eigenen Weg.

EPILOG

All you need is love.

Wie man eine Sache beendet, finde ich fast noch wichtiger, als wie man anfängt. Der Anfang muss stark sein, muss Lust auf das Thema machen, damit man dranbleibt. Aber was wirklich in Erinnerung bleibt, ist der Schluss. Na toll. Wieder dieser Druck.

Ich hoffe, dass du in unserer gemeinsamen Zeit Hoffnung finden konntest. Darum existiert dieses Buch. Es soll Menschen im Tal einen kleinen Funken Licht schenken. Ich kenne die Einsamkeit und suche selbst ständig nach solchen Funken. Dieses Buch sollte so ein Funke werden.

Die Welt steht vor fundamentalen Kipppunkten. Wir haben die Black-Lives-Matter-Bewegung, #MeToo, die zunehmende Ungleichheit zwischen Arm und Reich, Ressourcenknappheit, Fachkräftemangel, wachsenden Faschismus, und über alldem schwebt der größte Todesstern von allen: der Klimawandel.

Die Menschheit steht wahrlich vor einem Jahrhundert

der Umbrüche. Da hilft auch kein Mindset mehr. Keiner weiß, wo wir uns am Ende befinden werden. Wenn man den aktuellen Zahlen glauben mag, sieht es wirklich nicht gut aus.

Die Zukunft wirkt düster und apokalyptisch. Doch es gibt noch eine andere Wahrheit über die Zukunft: Niemand weiß, was wirklich passieren wird. Die besten Prognosen, die genauesten Modelle, die kompetentesten Einschätzungen – sie sind nur Schätzungen. Sehr akkurate Schätzungen wohlgemerkt. Doch worauf ich hinaus möchte, ist Folgendes: Wir dürfen die Prognosen nicht als in Stein gemeißelt betrachten. Wir müssen daran glauben, dass unsere Zukunft immer noch geschrieben werden kann. Dafür braucht es schlicht und ergreifend Hoffnung.

Ich hoffe, dieses Buch hat klargemacht, dass Hoffnung keine passive Eigenschaft ist, sondern eine Teilnahme an der Welt. Hoffnung und Zuversicht sind starke Verbündete im Kampf gegen die Dunkelheit. Wir müssen den Frieden in uns finden und kultivieren, denn sonst erwartet uns tatsächlich das Chaos.

Es gibt eine erschreckende Anzahl von Menschen, die meinen, es sei schon zu spät. Doch wie man schon in der Oper sagte: Es ist so lange nicht vorbei, bis die dicke Dame singt. Vielleicht geht wirklich alles vor die Hunde – aber dann gibt es auch einen Weg. Deshalb immer daran denken: Egal wie grausam es wird, in dir ist immer Stille. Sie ist immer für dich da. Suche sie. Lebe in ihr. Dann ergeben sich neue Antworten. Obwohl die Weltlage so ist, wie sie ist, kann ich ganz ehrlich sagen: Mir geht es heute besser als früher. Der Weg hat sich für mich gelohnt. Ich weiß nicht, was die Zukunft noch so bringt, doch ich versuche, meinen Beitrag zu leisten, indem ich würdevoll mit meinen Tiefs umgehe und dankbar für die Höhen bin.

Wir müssen gut zu uns sein. Und falls jemand, der dieses Buch liest, es tatsächlich schafft, sich von dieser Krankheit zu befreien – herzlichen Glückwunsch. Wirklich. Ich meine das ernst. Ob das für mich möglich ist? Vielleicht. Doch ich brauche es auch nicht wirklich.

Ich lebe mit meinen Tiefs. Mir ist klar, dass das nicht für jeden betroffenen Menschen möglich ist. Einige Depressionserkrankte können es sich nicht leisten, «mit den Tiefs zu leben», und auch mir war es erst nach langer Therapie möglich.

Ich hoffe, die junge Frau, die mich damals nach dem Auftritt angesprochen hat, findet ihren Frieden. Im Zuge des Schreibens habe ich immer wieder versucht, irgendwie an ihre Kontaktdaten zu kommen. Ich würde ihr gerne ein Exemplar dieses Buchs schenken. Oder noch besser: Vielleicht braucht sie es schon gar nicht mehr – weil sie längst wieder aus der Klinik entlassen wurde und ihr Leben lebt. Und vielleicht findet sie Liebe.

Menschen brauchen Anschluss und einen Sinn für die Gemeinschaft. Das Gefühl, nicht allein zu sein. Das tut uns allen gut. Ich hoffe, dieses Buch leistet seinen Beitrag dazu.

Ich glaube an uns. Ich glaube an dich.

Herz.

Dein Maxi

DANKE

Wenn man es mit dem Dankesagen wirklich ernst meint, dann wird man nicht mehr fertig. Denn tatsächlich ist die Liste an Menschen, denen mein Dank gilt, unendlich. Da wäre zum Beispiel der Kioskbesitzer Isan, der direkt an der Ecke meiner alten Wohnung sein Büdchen hatte. Wir haben uns gut verstanden, und als ich mit Comedy anfing, gab es einfach keine Bühne, auf der ich auftreten konnte. Deshalb habe ich kurzerhand in Isans Kiosk die «Gstettenbauers Comedy Corner» eröffnet. Jeden Donnerstag für 20 Minuten. Egal, wer gerade im Kiosk war, der war mein Zuschauer. Ich konnte dort meine ersten Texte ausprobieren und meine Angst überwinden. Einfach eine leere Bierkiste umgedreht – fertig war die Bühne.

Dann wäre da noch Georg Schnitzler, der Leiter des ersten Kölner Wohnzimmertheaters. Georg war einer der ersten Kulturmenschen in Köln, die mir regelmäßig einen Platz zum Ausprobieren gaben. Ebenso wie Marcus Budde und der Comedy Punch Club in Solingen. Diese beiden Bühnen hatten wöchentliche Shows, in denen man als Comedian wachsen konnte. Eine ganze Comedy-Generation hat von diesen Bühnen profitiert. An dieser Stelle: Danke.

Danke auch an dich, verehrte Leserin, verehrter Leser. Es ist deine Zeit, die du gibst, und ich gebe mein Bestes, sie wertig zu vertreiben. Die ganze Mühe, der ganze Fleiß, das ewige Reisen – all das nur für ein Lachen von dir.

Natürlich auch ein großes Dankeschön an meine Lektorin Susanne Frank und meinen Manager Tobias Bischoff. Zwei geduldige Schutzengel, die einen überforderten und unerfahrenen Autor durch die unübersichtlichen Wogen des kreativen Prozesses leiten.

Ein persönliches Dankeschön an:

Torsten Sträter – für dein Vertrauen ins Leben. Nur jemand mit deiner Zuversicht kann so konsequent unpünktlich sein.

Mario Barth – für deine Fähigkeit, andere Wege zuzulassen.

Alain Frei – für deine Immunität gegenüber Rückschlägen.

Gerd Buurmann – niemand hat schöner unrecht.

Michael Mittermeier – einfach nur danke.

Dann möchte ich zwei Ureinwohnern des Bayerischen Waldes danken: Brigitta und Ronald Gstettenbauer. Dass der Bub mal Autor wird, hätten wir alle nicht gedacht.

Danke auch an Katharina Gstettenbauer. Die kleine Schwester, die in der großen Welt zu Hause ist.

Für die Ewigkeit: Christiane Gstettenbauer. Ich wünschte, du könntest das lesen.

Wie bei jeder Comedy-Show kommt der stärkste Act am Schluss:

Ich kann oft mit mir nicht leben, deshalb finde ich es unglaublich, dass du es kannst. Deine Geduld kann nur von den Göttern kommen. Deine Freude ist nicht von dieser Welt. Deine Schönheit zeigt sich immer wieder neu. Du bist ein Engel zu Gast auf Erden. Mit all meiner Liebe danke ich dir: Eva Gstettenbauer.